U0307673

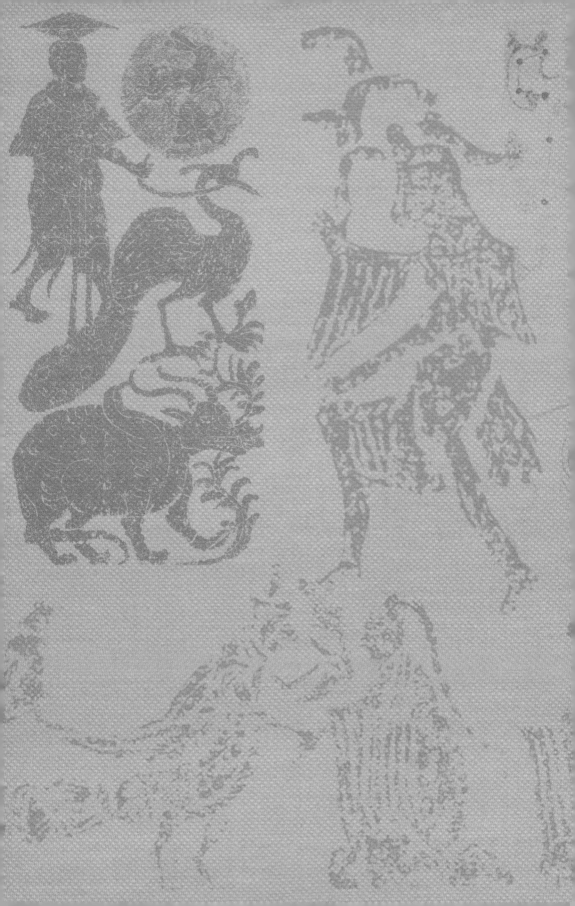

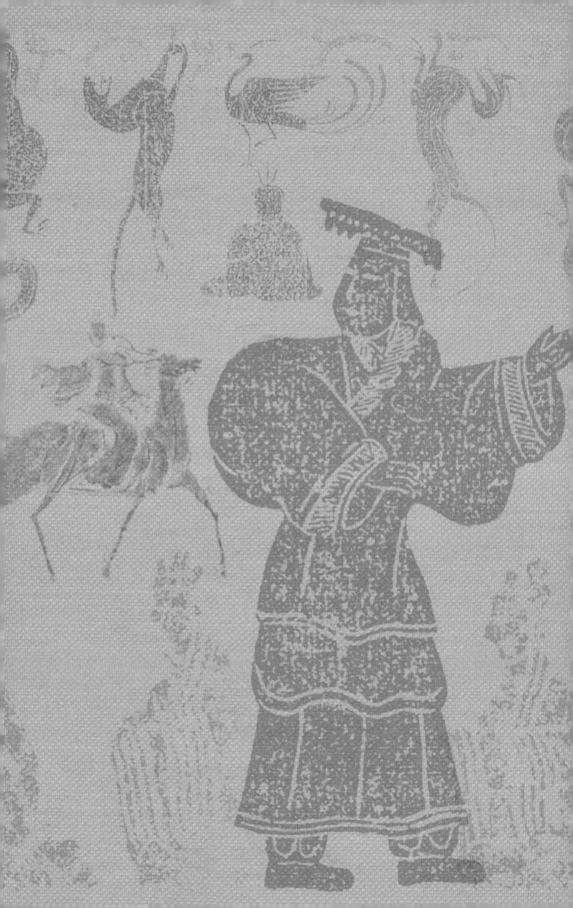

中国古医籍整理丛书

# 医学穷源集

### 明·王肯堂　著
### 明·殷宅心　评释

李兆健　苏　姗　荆丽娟　校注

中国中医药出版社

·北　京·

**图书在版编目（CIP）数据**

医学穷源集/（明）王肯堂著；（明）殷宅心评释；李兆健，苏姗，
荆丽娟等校注 . —北京：中国中医药出版社，2015.12（2024.10重印）
（中国古医籍整理丛书）
ISBN 978 - 7 - 5132 - 2201 - 3

Ⅰ . ①医⋯　Ⅱ . ①王⋯　②殷⋯　③李⋯　④苏⋯　⑤荆⋯
Ⅲ . ①中国医药学 – 中国 – 明代　Ⅳ . ①R2 - 52

中国版本图书馆 CIP 数据核字（2014）第 284517 号

中 国 中 医 药 出 版 社 出 版
北京经济技术开发区科创十三街 31 号院二区 8 号楼
邮政编码　100176
传真　010 64405721
北京盛通印刷股份有限公司印刷
各地新华书店经销

\*

开本 710×1000　1/16　印张 16　字数 114 千字
2015 年 12 月第 1 版　2024 年 10 月第 4 次印刷
书　号　ISBN 978 - 7 - 5132 - 2201 - 3

\*

定价　45.00 元
网址　www. cptcm. com

服务热线　010 64405510
购书热线　010 64065415　010 64065413
微信服务号　zgzyycbs
书店网址　csln. net/qksd/
官方微博　http：//e. weibo. com/cptcm
淘宝天猫网址　http：//zgzyycbs. tmall. com

# 国家中医药管理局
# 中医药古籍保护与利用能力建设项目
## 组织工作委员会

# 前言

中医药古籍是传承中华优秀文化的重要载体，也是中医学传承数千年的知识宝库，凝聚着中华民族特有的精神价值、思维方法、生命理论和医疗经验，不仅对于传承中医学术具有重要的历史价值，更是现代中医药科技创新和学术进步的源头和根基。保护和利用好中医药古籍，是弘扬中国优秀传统文化、传承中医学术的必由之路，事关中医药事业发展全局。

1949 年以来，在政府的大力支持和推动下，开展了系统的中医药古籍整理研究。1958 年，国务院科学规划委员会古籍整理出版规划小组在北京成立，负责指导全国的古籍整理出版工作。1982 年，国务院古籍整理出版规划小组召开全国古籍整理出版规划会议，制定了《古籍整理出版规划（1982—1990）》，卫生部先后下达了两批 200 余种中医古籍整理任务，掀起了中医古籍整理研究的新高潮，对中医文化与学术的弘扬、传承和发展，发挥了极其重要的作用，产生了不可估量的深远影响。

2007 年《国务院办公厅关于进一步加强古籍保护工作的意见》明确提出进一步加强古籍整理、出版和研究利用，以及

"保护为主、抢救第一、合理利用、加强管理"的方针。2009年《国务院关于扶持和促进中医药事业发展的若干意见》指出，要"开展中医药古籍普查登记，建立综合信息数据库和珍贵古籍名录，加强整理、出版、研究和利用"。《中医药创新发展规划纲要（2006—2020)》强调继承与创新并重，推动中医药传承与创新发展。

2003~2010年，国家财政多次立项支持中国中医科学院开展针对性中医药古籍抢救保护工作，在中国中医科学院图书馆设立全国唯一的行业古籍保护中心，影印抢救濒危珍本、孤本中医古籍1640余种；整理发布《中国中医古籍总目》；遴选351种孤本收入《中医古籍孤本大全》影印出版；开展了海外中医古籍目录调研和孤本回归工作，收集了11个国家和2个地区137个图书馆的240余种书目，基本摸清流失海外的中医古籍现状，确定国内失传的中医药古籍共有220种，复制出版海外所藏中医药古籍133种。2010年，国家财政部、国家中医药管理局设立"中医药古籍保护与利用能力建设项目"，资助整理400余种中医药古籍，并着眼于加强中医药古籍保护和研究机构建设，培养中医古籍整理研究的后备人才，全面提高中医药古籍保护与利用能力。

在此，国家中医药管理局成立了中医药古籍保护和利用专家组和项目办公室，专家组负责项目指导、咨询、质量把关，项目办公室负责实施过程的统筹协调。专家组成员对古籍整理研究具有丰富的经验，有的专家从事古籍整理研究长达70余年，深知中医药古籍整理研究的重要性、艰巨性与复杂性，履行职责认真务实。专家组从书目确定、版本选择、点校、注释等各方面，为项目实施提供了强有力的专业指导。老一辈专家的学术水平和智慧，是项目成功的重要保证。项目承担单位山东中医药大学、南京中医药大学、上海中医药大学、福建中医药大学、浙江省中医药研究院、陕西省中医药研究院、河南省中医药研究院、辽宁中医药大学、成都中医药大学及所在省市中医药管理部门精心组织，充分发挥区域间互补协作的优势，并得到承担项目出版工作的中国中医药出版社大力配合，全面推进中医药古籍保护与利用网络体系的构建和人才队伍建设，使一批有志于中医学术传承与古籍整理工作的人才凝聚在一起，研究队伍日益壮大，研究水平不断提高。

本着"抢救、保护、发掘、利用"的理念，该项目重点选择近60年未曾出版的重要古医籍，综合考虑所选古籍的保护价值、学术价值和实用价值。400余种中医药古籍涵盖了医经、基础理论、诊法、伤寒金匮、温病、本草、方书、内科、外科、女科、儿科、伤科、眼科、咽喉口齿、针灸推拿、养生、医案医话医论、医史、临证综合等门类，跨越唐、宋、金元、明以迄清末。全部古籍均按照项目办公室组织完成的行业标准《中医古籍整理规范》及《中医药古籍整理细则》进行整理校注，绝大多数中医药古籍是第一次校注出版，一批孤本、稿本、抄本更是首次整理面世。对一些重要学术问题的研究成果，则集中收录于各书的"校注说明"或"校注后记"中。

"既出书又出人"是本项目追求的目标。近年来，中医药古籍整理工作形势严峻，老一辈逐渐退出，新一代普遍存在整理研究古籍的经验不足、专业思想不坚定等问题，使中医古籍整理面临人才流失严重、青黄不接的局面。通过本项目实施，搭建平台，完善机制，培养队伍，提升能力，经过近5年的建设，锻炼了一批优秀人才，老中青三代齐聚一堂，有效地稳定了研究队伍，为中医药古籍整理工作的开展和中医文化与学术的传承提供必备的知识和人才储备。

本项目的实施与《中国古医籍整理丛书》的出版，对于加强中医药古籍文献研究队伍建设、建立古籍研究平台，提高古籍整理水平均具有积极的推动作用，对弘扬我国优秀传统文化，推进中医药继承创新，进一步发挥中医药服务民众的养生保健与防病治病作用将产生深远影响。

第九届、第十届全国人大常委会副委员长许嘉璐先生，国家卫生计生委副主任、国家中医药管理局局长、中华中医药学会会长王国强先生，我国著名医史文献专家、中国中医科学院马继兴先生在百忙之中为丛书作序，我们深表敬意和感谢。

由于参与校注整理工作的人员较多，水平不一，诸多方面尚未臻完善，希望专家、读者不吝赐教。

国家中医药管理局中医药古籍保护与利用能力建设项目办公室

二〇一四年十二月

# 许 序

"中医"之名立，迄今不逾百年，所以冠以"中"字者，以别于"洋"与"西"也。慎思之，明辨之，斯名之出，无奈耳，或亦时人不甘泯没而特标其犹在之举也。

前此，祖传医术（今世方称为"学"）绵延数千载，救民无数；华夏屡遭时疫，皆仰之以度困厄。中华民族之未如印第安遭染殖民者所携疾病而族灭者，中医之功也。

医兴则国兴，国强则医强。百年运衰，岂但国土肢解，五千年文明亦不得全，非遭泯灭，即蒙冤扭曲。西方医学以其捷便速效，始则为传教之利器，继则以"科学"之冕畅行于中华。中医虽为内外所夹击，斥之为蒙昧，为伪医，然四亿同胞衣食不保，得获西医之益者甚寡，中医犹为人民之所赖。虽然，中国医学日益陵替，乃不可免，势使之然也。呜呼！覆巢之下安有完卵？

嗣后，国家新生，中医旋即得以重振，与西医并举，探寻结合之路。今也，中华诸多文化，自民俗、礼仪、工艺、戏曲、历史、文学，以至伦理、信仰，皆渐复起，中国医学之兴乃属必然。

迄今中医犹为国家医疗系统之辅，城市尤甚。何哉？盖一则西医赖声、光、电技术而于20世纪发展极速，中医则难见其进。二则国人惊羡西医之"立竿见影"，遂以为其事事胜于中医。然西医已自觉将入绝境：其若干医法正负效应相若，甚或负远逾于正；研究医理者，渐知人乃一整体，心、身非如中世纪所认定为二对立物，且人体亦非宇宙之中心，仅为其一小单位，与宇宙万象万物息息相关。认识至此，其已向中国医学之理念"靠拢"矣，虽彼未必知中国医学何如也。唯其不知中国医理何如，纯由其实践而有所悟，益以证中国之认识人体不为伪，亦不为玄虚。然国人知此趋向者，几人？

国医欲再现宋明清高峰，成国中主流医学，则一须继承，一须创新。继承则必深研原典，激清汰浊，复吸纳西医及我藏、蒙、维、回、苗、彝诸民族医术之精华；创新之道，在于今之科技，既用其器，亦参照其道，反思己之医理，审问之，笃行之，深化之，普及之，于普及中认知人体及环境古今之异，以建成当代国医理论。欲达于斯境，或需百年欤？予恐西医既已醒悟，若加力吸收中医精粹，促中医西医深度结合，形成21世纪之新医学，届时"制高点"将在何方？国人于此转折之机，能不忧虑而奋力乎？

予所谓深研之原典，非指一二习见之书、千古权威之作；就医界整体言之，所传所承自应为医籍之全部。盖后世名医所著，乃其秉诸前人所述，总结终生行医用药经验所得，自当已成今世、后世之要籍。

盛世修典，信然。盖典籍得修，方可言传言承。虽前此50余载已启医籍整理、出版之役，惜旋即中辍。阅20载再兴整理、出版之潮，世所罕见之要籍千余部陆续问世，洋洋大观。

今复有"中医药古籍保护与利用能力建设"之工程，集九省市专家，历经五载，董理出版自唐迄清医籍，都400余种，凡中医之基础医理、伤寒、温病及各科诊治、医案医话、推拿本草，俱涵盖之。

噫！璐既知此，能不胜其悦乎？汇集刻印医籍，自古有之，然孰与今世之盛且精也！自今而后，中国医家及患者，得览斯典，当于前人益敬而畏之矣。中华民族之屡经灾难而益蕃，乃至未来之永续，端赖之也，自今以往岂可不后出转精乎？典籍既蜂出矣，余则有望于来者。

谨序。

第九届、十届全国人大常委会副委员长

许嘉璐

二〇一四年冬

# 王 序

中医学是中华民族在长期生产生活实践中，在与疾病作斗争中逐步形成并不断丰富发展的医学科学，是中国古代科学的瑰宝，为中华民族的繁衍昌盛作出了巨大贡献，对世界文明进步产生了积极影响。时至今日，中医学作为我国医学的特色和重要医药卫生资源，与西医学相互补充、相互促进、协调发展，共同担负着维护和促进人民健康的任务，已成为我国医药卫生事业的重要特征和显著优势。

中医药古籍在存世的中华古籍中占有相当重要的比重，不仅是中医学术传承数千年最为重要的知识载体，也是中医为中华民族繁衍昌盛发挥重要作用的历史见证。中医药典籍不仅承载着中医的学术经验，而且蕴含着中华民族优秀的思想文化，凝聚着中华民族的聪明智慧，是祖先留给我们的宝贵物质财富和精神财富。加强对中医药古籍的保护与利用，既是中医学发展的需要，也是传承中华文化的迫切要求，更是历史赋予我们的责任。

2010年，国家中医药管理局启动了中医药古籍保护与利用能力建设项目。这既是传承中医药的重要工程，也是弘扬优秀民族文化的重要举措，不仅能够全面推进中医药的有效继承和创新发展，为维护人民健康做出贡献，也能够彰显中华民族的璀璨文化，为实现中华民族伟大复兴的中国梦作出贡献。

相信这项工作一定能造福当今，嘉惠后世，福泽绵长。

国家卫生和计划生育委员会副主任

国家中医药管理局局长

中华中医药学会会长

王国强

二〇一四年十二月

# 马 序

序
<br>
一

新中国成立以来，党和国家高度重视中医药事业发展，重视古籍的保护、整理和研究工作。自1958年始，国务院先后成立了三届古籍整理出版规划小组，分别由齐燕铭、李一氓、匡亚明担任组长，主持制订了《整理和出版古籍十年规划（1962—1972）》《古籍整理出版规划（1982—1990）》《中国古籍整理出版十年规划和"八五"计划（1991—2000）》等，而第三次规划中医药古籍整理即纳入其中。1982年9月，卫生部下发《1982—1990年中医古籍整理出版规划》，1983年1月，中医古籍整理出版办公室正式成立，保证了中医古籍整理出版规划的实施。2002年2月，《国家古籍整理出版"十五"（2001—2005）重点规划》经新闻出版署和全国古籍整理出版规划领导小组批准，颁布实施。其后，又陆续制定了国家古籍整理出版"十一五"和"十二五"重点规划。国家财政多次立项支持中国中医科学院开展针对性中医药古籍抢救保护工作，文化部在中国中医科学院图书馆专门设立全国唯一的行业古籍保护中心，国家先后投入中医药古籍保护专项经费超过3000万元，影印抢救濒危珍、善、孤本中医古籍 1640 余种，开展了海外中医古籍目录调研和孤本回归工作。2010 年，国家财政部、国家中医药管理局安排国家公共卫生专项资金，设立了"中医药古籍保护与利用能力建设项目"，这是继 1982～1986 年第一批、第二批重要中医药古籍整理之后的又一次大规模古籍整理工程，重点整理新中国成立后未曾出版的重要古籍，目标是形成并普及规范的通行本、传世本。

为保证项目的顺利实施，项目组特别成立了专家组，承担咨询和技术指导，以及古籍出版之前的审定工作。专家组中的许多成员虽逾古稀之年，但老骥伏枥，孜孜不倦，不仅对项目进行宏观指导和质量把关，更重要的是通过古籍整理，以老带新，言传身教，培养一批中医药古籍整理研究的后备人才，促进了中医药古籍保护和研究机构建设，全面提升了我国中医药古籍保护与利用能力。

作为项目组顾问之一，我深感中医药古籍保护、抢救与整理工作的重要性和紧迫性，也深知传承中医药古籍整理经验任重而道远。令人欣慰的是，在项目实施过程中，我看到了老中青三代的紧密衔接，看到了大家的坚持和努力，看到了年轻一代的成长。相信中医药古籍整理工作的将来会越来越好，中医药学的发展会越来越好。

欣喜之余，以是为序。

中国中医科学院研究员

马继兴

二〇一四年十二月

# 校注说明

《医学穷源集》，六卷，明代著名医家王肯堂著，门人殷宅心评释。王肯堂（1549—1613），字宇泰，亦字损仲，号损庵、念西居士，金坛（今江苏金坛）人。明万历十七年（1589）进士，选庶吉士，官至福建参政。曾授翰林院检讨，参与国史编修，著有《尚书要旨》《论语义府》等，后因朝廷不采纳其抗倭疏议，愤然称病辞职回乡。居家期间，治病行医，并广泛收集历代医药文献，结合临证心得编撰医书。著有《证治准绳》《针灸准绳》《医学正宗》《医学穷源集》等，并辑有《古今医统正脉全书》44 种。

《医学穷源集》约成书于明天启三年（1623），首二卷为运气图说，系殷氏录自王氏所撰《尺木楼图说》。后四卷是殷宅心及其他门人记录的王氏医案，所载验案，燮理阴阳，殚究本原，权衡天地运气以治，不袭成方。殷氏珍惜是书，私为家学。百余年后，江苏如皋汤世质购其书稿，严加校订，刊于清嘉庆十三年（1808）。

现存版本有清嘉庆十三年戊辰吟香书屋藏板刻本，清嘉庆二十二年丁丑（1817）书业堂刻本和清宝仁堂藏板刻本三种。

本次整理以清嘉庆十三年戊辰吟香书屋藏板刻本为底本。以清嘉庆二十二年丁丑书业堂刻本为主校本，以清代宝仁堂藏板刻本（简称"宝仁堂本"）为参校本。

具体校注方法如下：

1. 采用规范简化字，并对原文加以标点。

2. 原繁体竖排改为简体横排。原书中图下的方位词"左"

"右"，今统一改为"下""上"，不出校记。

3. 凡底本中的通假字，保留原字，并出校记。

4. 底本中已、己、巳刊刻不分，按上下文义选用，不出校记。

5. 凡底本中药名字形不规范者，以正名律齐。

6. 底本中模糊不清、难以辨认的文字，以虚阙号"□"按所脱字数补入。

7. 遇有间隔符"○"，一般回行另起，均不出校；底本原刻的眉批，今以另体小字置于正文相应处，前加［批］字。

8. 凡例中每段段首原有"一"，今一并删去。

9. 原书每卷卷题作"医学穷源集一卷""医学穷源集二卷"等，今一并改为"卷一""卷二"等。每卷卷题下原有"金坛王损庵著　受业门生殷宅心辑释"题署，今一并删去。

10. 目录据整理后的正文提取。

11. 原文中字词疑难或生疏者，予以简注。

# 汤　序[①]

　　予少习举子业不就，去而学医，内经灵素而外，张、王、刘、李、朱、薛诸家，及明季李濒湖、张叔承、王损庵、张景岳各著述，逐一研求。历有年所，觉其大旨，无非发挥经义，利济斯人，而或主寒峻，或主温补，言人人殊，即其方而用之，总不能毫发无遗憾，心窃讶之。而近今医学肤浅，间有著书立说者，不过管窥蠡测，难于考证至诣，用是不敢出而应世。因思医道通仙，而善于治身者必能治天下人之身，是以裹粮负笈，访求畸士[②]于山巅水湄之中。历金阊[③]，渡浙水，升天目，探禹穴[④]，登天台，访赤城[⑤]，过石梁桥[⑥]，又复振衣九华，蹑足黄鹤楼，信宿庐阜[⑦]，拾级香炉、五老诸峰，西至江陵，往返数千里。庶几入董奉[⑧]之林，坐韩康[⑨]之肆，相与析疑问难，互相订

----

　　① 汤序：原无，据底本版心补。

　　② 畸（jī积）士：犹畸人。独行拔俗之人。宋代周密《癸辛杂识·序》："余卧病荒间，来者率野人畸士，放言善谑，醉说笑语靡所不有。"

　　③ 金阊：今江苏苏州。

　　④ 禹穴：今浙江省绍兴市的大禹陵。

　　⑤ 赤城：赤城山，在浙江省天台县境内。

　　⑥ 石梁桥：位于浙江省天台山。

　　⑦ 庐阜：庐山。

　　⑧ 董奉：字君异，220—280，侯官（今福建长乐）人。少时治医学，医术高明，与南阳张机、谯郡华佗齐名，并称"建安三神医"。

　　⑨ 韩康：字伯休，京兆霸陵人，常采药于名山，卖于长安市，口不二价。

正。乃畸士绝少，而汶汶①者多腾口②说以眩惑天下，予甚戚焉。洎③予南游洪都④，遇庐江殷子合宗于逆旅⑤，谈艺霏玉⑥，说理铸金，而经旨纷纶，绝非当时岐黄家口吻。予倾倒久之，忆其言之有本，当必如蔡中郎得王充《论衡》者⑦，坚叩所学，因出橐中先世所藏《医学穷源》六卷相示，披阅之下，觉《内经》运气之说，至今始得拨云雾而见青天。于以知医林之书，汗牛充栋，无非繁枝缛节，而惟此阐兰台之秘奥，造卢扁之堂阶，真能从支分派别之后，直探源于贺卜诺尔⑧者。则予向之疑其主寒峻、主温补者，得元会运世⑨及三元⑩运气之说，而后恍然悟也。向之用其方而不能无遗憾者，得胜复亢制、顺行逆行之说，而始爽然失也。向之觉其言人人殊者，得斯书而后一以贯之，相悦以解也。其书首二卷系前明王念西先生所著，而

---

① 汶汶：不明貌。

② 腾口：同"滕口"，张口放言。《易·咸》："咸其辅颊舌，滕口说也。"

③ 洎（jì忌）：到，及。

④ 洪都：江西南昌的别称。

⑤ 逆旅：客舍，旅店。

⑥ 谈艺霏玉：义同"谈霏玉屑"，出自宋代欧阳澈《显道辞中以诗示教因和韵复之》诗："谈霏玉屑惊人听，歌和阳春满坐谣。"指谈话时美好的言辞像玉的碎末纷纷洒落一样。形容言谈美妙，滔滔不绝。

⑦ 蔡中郎得王充论衡者：蔡中郎，即东汉著名学者蔡邕。王充著《论衡》，中土未有传者，蔡中郎至江东得之，秘之枕中，不以示人，作为谈助。

⑧ 贺卜诺尔：新疆罗布泊的另一音译。清人以黄河之水发源于此。

⑨ 元会运世：北宋邵雍计算历史年代的单位。简称"元会"。邵雍著《皇极经世》，认为"天地亦有终始"，此天地坏灭后，另有新天地继之发生；天地的历史，应以元、会、运、世计算时间：一元十二会，一会三十运，一运十二世，一世三十年，故一元之年数为一十二万九千六百年。

⑩ 三元：术数家以六十年为一甲子，第一甲子为上元，第二甲子为中元，第三甲子为下元，合称"三元"。

殷子之祖录之。后四卷则念西先生著案，而殷子之祖释之者也。殷子宝是书，什袭①藏之，珍逾拱璧②，私为家学，不轻以予人。予不忍使青萍、结绿永沉埋于荆岩、丰狱之中③，因求售其稿，公诸宇内。友人吴子、鄢子复怂恿之，遂斥箧中金，录副本而归。倦游以来，十有余年，恐岁久蠹蚀，复致散漫，爰命儿辈严加校订，间附鄙见于上，付之剞劂，俾天下后世学斯学者复睹轩岐之正鹄④，而不为支流所溷⑤，则予之大愿也。是为序。

时嘉庆十三年岁次戊辰季秋中浣⑥雉水⑦云巢老人汤世质书于玉茗草堂

① 什（shí 时）袭：原指把物品一层层地包起来，后形容珍重地收藏。
② 拱璧：大璧，泛指珍贵的物品。
③ 青萍结绿……之中：指珍贵之物沉藏而不现世。青萍，古代名剑。结绿，古代名玉。荆岩，古代名玉和氏璧雕琢前之璞石原藏于荆山石岩中。丰狱，古代名剑龙泉、太阿原埋藏于江西丰城狱房之下。
④ 正鹄（hú 胡）：箭靶的中心，泛指正确的目标。
⑤ 溷（hùn 浑）：扰乱，使混乱。
⑥ 中浣：古时官吏中旬的休沐日，泛指每月中旬。
⑦ 雉水：江苏如皋的别名。

# 原　叙

粤①稽②大昊氏尝草治砭，烈山氏磨蜃鞭茇③，而医学以肇。及轩皇④作晴，上观天象，下察民情，本《羲经》⑤以立极，审《河图》而参元，明廷⑥咨访，石室珍藏，其道大光。秦政之乱，废道灭德，先圣经籍，焚毁殆尽，而《内经》岿然独存，不可谓非天之佑斯民欲永登仁寿而消夭疹也。但古人智识精深，依经准治，无毫厘差缪，后人见地稍卑，遂有望洋⑦莫及之叹。于是仲景先生独开生面，按经立论，著为方剂，以作医林程法，庶几学者即委溯源，从标探本，先圣经旨可以互相发明。原非谓天下古今之疾，必以成方为铁案也。奈后人识力愈陋，用方愈少，并《金匮》一书亦不能会通而条贯之，何论《本经》《灵》《素》哉？余恐坠绪之将绝也，因于读书之暇，间习轩岐，觉古人之心思智虑，著有明文，犹堪揣摩，精理明言，固已包举无遗。后之名医如张、王、刘、李诸家，无非从此酝酿

---

①　粤：语助词，相当于"曰"。

②　稽：考查。

③　大昊氏尝草治砭烈山氏磨蜃鞭茇：大昊是伏羲的别称，烈山氏指神农氏，即炎帝。伏羲氏品尝百草、针砭治病，神农氏耕作于籍田，鞭打草木。茇，草根。

④　轩皇：黄帝轩辕氏。

⑤　羲经：即《易经》，因画卦由伏羲始。

⑥　明廷：甘泉山。《史记·孝武本纪》："黄帝接万灵明廷。明廷者，甘泉也。"

⑦　望洋：迷茫，茫然。出自《庄子·秋水》："望洋向若而叹曰。"

而出者。因博览群书，而仍以圣经为会归①之极焉。门人嘉善高生取吾施治之方，叠为成案，予恐深晦之意，难于传示来学，因仍前人遗迹，作为《准绳大全》，以备参阅，故于依经审运之法反略而不讲。今宅心殷生，见吾用方之权恒在天地运气，不仅仅于古人成方中讨生活，思欲佑启后学，俾知圣经运气之说为审证之捷法，疗病之秘钥，因取吾《尺木楼图说》录成二卷，并辛亥以后杂案选辑四卷，逐章详记，附以释解。是直欲衍上古之薪传，而起万世之沉疴者，非特补《准绳》之未备，亦以订诸家之缺失也。殷生之意良苦，而殷生之功不可没矣。书将成，请序于予，予因溯其源头，名以"穷源"，更述吾所以食古而不泥于古之意书于卷首云。

时天启三年岁次癸亥六月中浣金坛念西老人王肯堂宇泰书

---

① 会归：出自《尚书·洪范》："会其有极，归其有极。"谓君王聚合诸侯臣民，有其准则；诸侯臣民归顺君王，亦有其准则。后以"会归"为共同依归的极则。

# 凡　例

医学流派繁猥①，《内经》运气之说几视为子虚乌有。先生学究天人，依经立案，无一通套之方，定名《穷源》，庶几动学者先河后海②之思。

天地之数始于水，而时令之气始于木。水主闭藏，木主发荣，故是书托始于木，亦本帝出乎震③之意云。

方书皆分门别类，便人翻阅。是书既以逐年中运分列，自不得再分门类，以致枝节繁多，转难瞀目。

宅心从师最晚，辛亥以前杂案散失，辛亥以后，予始即所目见者录之。吾师年登耄耋，间命各徒代诊，故得一例附入。

十三年杂案不下百余卷，悉多义蕴精奥，不能尽录，谨取显露易明者若干条，附以鄙说，以见吉光片羽。

是书杂案四卷，有叙证者、有不叙证者，有言脉者、有不言脉者，有著案者、有不著案者，予惟各从其旧，不敢追拟，恐误人也。缺略之愆，阅者尚其谅诸。

是书以运气为主，用方皆出吾师心法。至通用各方，载入《准绳大全》，故《集》中一概不录。

是书用药与各家本草不甚吻合。然按之运气经脉，仍复毫

---

① 繁猥：繁多，繁琐。《旧唐书·李密传》："科税繁猥，不知纪极。"

② 先河后海：先祭河神，后祭海神，比喻治学要弄清源流。出自《礼记·学记》："三王之祭川也，皆先河而后海，或源也，或委也，此之谓务本。"

③ 帝出乎震：万物从震位开始生发，震为木，为东，为春，为始。《周易说卦》："帝出乎震，齐乎巽，相见乎离，致役乎坤，说言乎兑，战乎乾，劳乎坎，成言乎艮。"

发无憾，学者宜究心焉。

用药各因方隅体气①。先生晚游淮海，故是书方药多主淮海人体气施治，学者不可执一。

首二卷诸图，有与诸家相同者，有与诸家小异者，有诸家并未言及而先生从《经》旨参会而出者，有《内经》并无明文而先生从他书摘出以补《内经》之阙者。余因先生口授，不忍秘为独得，故尽数录出，以诏来学。

是书拟于稿成日呈阅折衷，癸亥季夏，师体违和，勉请序言，未获删改。余适还里，而先生已召赴玉楼②。其中缪误，愿海内诸公重加驳正焉。

丙辰年，余适省亲浙省，得方甚少，水运一卷③太羽④过略，谨选同门诸先达丙寅杂案续成一帙，非敢炼石补天⑤，聊志沆瀣一气⑥耳。

庐江殷宅心谨识

---

① 体气：指体质。

② 召赴玉楼：即玉楼受召，唐代李商隐《李长吉小传》："长吉将死时，忽昼见一绯衣人笑曰：'帝成白玉楼，立召君为记。天上差乐，不苦也。'长吉独泣，边人尽见之。少之，长吉气绝。"后为文士早死的委婉用语。

③ 水运一卷：指本书卷六。

④ 太羽：水运年之太羽主运。

⑤ 炼石补天：古神话，相传天缺西北，女娲炼五色石补之。比喻施展才能和手段，弥补失误。

⑥ 沆瀣（xiè 泄）一气：谦语，指同门中人志趣相同。语出钱易《南部新书》，唐科举考试中，考官崔沆取中了一名叫崔瀣的考生，有人嘲笑道："座主门生，沆瀣一气。"

# 目 录

# 卷 一

## 太 虚 图

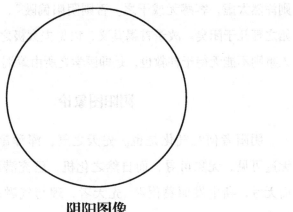

**阴阳图像**

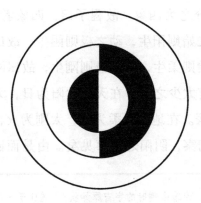

**太虚图论**

《太始天元册文》曰：太虚廖廓，肇基化元。太虚者何？太极也。由其本无者言之，曰太虚；由其自无之有者言之，曰太极。盖天地万物，莫不始于静而终于动，有是理而后有是气，有是气而后有是形。形有屈伸消长，而理与气无时或息。太极者，理气之冲漠无朕①，包含万有者也。故天地清宁，万物化生，而太极不因是增。天地否塞，万物歇绝，而太极不因是息。自一而万，则万太极也。由万反一，仍一太极也。无乎在，无乎不在也。人生而静，阴阳五行与气俱赋。惟能清心宁欲，返朴还淳，则浑然太虚，客感无或干之。否则阴阳偏陂②，形气杂糅，而本始之理几于闭矣。故予首揭其义，以见夫太极之理先天而具，而人事则不能无待于补救也，是即医学之所由肇端也。

## 阴阳图象论

阴阳者何？气化是也。先天之气，浑浑噩噩，杳杳冥冥，无迹可见，无象可寻，而自然之化机，已充满而无亏。惟充满而无亏，斯生发而莫圉③。先天者，理与气融；后天者，气与形附。太极剖而阴阳立，天地其最钜④者也。阳性刚，阴性柔，划之为两仪，分之为四象。故程子曰：四象者，阴阳刚柔也。天生于动，动之始则阳生，动之极则阴生，故曰阴阳生天。地生于静，静之始则柔生，静之极则刚生，故曰刚柔生地。阴阳刚柔之中，又有太少之分。在天，太阳为日，太阴为月，少阳为星，少阴为辰。在地，太柔为水，太刚为火，少柔为土，少刚为石。仰观俯察，阴阳之能事见矣。由是而四方、五行、八

---

① 冲漠无朕：天地未判时的宇宙原始状态。《庄子·应帝王》曰："吾乡示之以太冲莫胜……体尽无穷，而游无朕。"

② 陂（pō坡）：倾斜。《易经·泰》："无平不陂，无往不复。"

③ 圉（yǔ宇）：抵御；禁止。《尔雅·释言》："圉，禁也。"郭璞注："禁制。"

④ 钜：同"巨"，大。《礼记·三年问》："创钜乾其日久。"注："大也。"

卦、十干、十二支、二十四气、七十二候、三百六十五度、万有一千五百二十策，莫不阴阳刚柔，淆列而互用。或无形，或有形，其间屈伸往来，盈虚消息，进退抑扬，动静微显，清浊高下，低昂平陂，雨旸寒燠，昼夜昏旦，老少雌雄，行止语默，凹凸方圆，呼吸出纳，鬼曰归，而神曰伸，朝为潮，而夕为汐，无非二气之流露也。白可对待者言之，六子肇于乾坤，而 ☵ 分峙其位，万物咸资帱载①，而高厚各呈其能，一彼一此，无倚无偏。即细如蚤虱，暂如蜉蝣，亦皆辨阴阳于微渺之中。而自其流行者言之，一二二一，运转不穷，奇偶偶奇，嬗代无既。天有入地之星，地有摩天之岭。冬，阴也，而子中一阳生；夏，阳也，而午中一阴生。北方多夜之地，亦曜烛龙；东极易旦之方，终熟羊胛。水本阴，而沸井之焰时生；火本阳，而萧邱②之烟不热。阳极阴生，阴极阳生。阳主生而阴主成，阴既屈而阳复兆，其循环不已也如此。是故飞潜动植，禽兽昆虫，或角或牙，或蹄或翼，纵生横生，有足无足，禀赋不同，种类各异，荣落有候，方隅有位。汉宫之荔扶乎，逾汶之貉鲜矣③。是皆禀阴阳之气，各得一偏，而不能浑全者也。人本一元之气，参两太之位，二五之精既具，万物之性皆备，头圆象天，足方象地，耳目以应日月，口鼻以应岳渎。天有四时，人有四肢，地有五方，人有五脏。得中和之气者为圣贤，得偏驳④之气者为

---

① 帱载：指天地之德。《左传·襄公二十九年》："如天之无不帱也，如地之无不载也。"

② 萧邱：亦作"萧丘"，传说中的海岛名，相传在南海中，上有寒火，春生秋灭。

③ 汉宫之荔……鲜矣：荔枝树移植到北方无法成活，貉过了汶水受不住寒冷就要死掉，说明不同水土气候对动植物的制约。

④ 偏驳：不纯正。

愚昧，此其大较①已。而人之血气之应乎阴阳者，则更有说。一阳也，有太阳、阳明、少阳之分，是阳中之阴阳也；一阴也，有太阴、厥阴、少阴之别，是阴中之阴阳也。故背为阳而腹为阴，营为阴而卫为阳。各经分属阴阳，腑阳而脏阴。一脏自为阴阳，虚阴而实阳。阴阳有受于包胞者，有余与不足殊科；阴阳有限于方隅者，西北与东南异体。而五运六气之感召，或多阳而少阴，或少阳而多阴，或上阳而下阴，或下阳而上阴，背阳反阴，拒阴格阳，变生百端，莫可穷诘。明哲之士，深悉夫盛衰消长之理，胜复承制之机，剂盈酌虚，大其裁成。天有淫邪而不侵，地有偏僻而不痼，人有疵疠而无夭札②之患。粗工不知阴阳之大原，往往拘于一偏，胶柱而鼓琴③，坐井而观天。故予次列阴阳图象，以为学者资焉。

## 五 行 论

天地非阴阳不化生，阴阳非五行不统备。五行者，阴阳之精气，积而成形成象者也。《河图》之序，天一生水，地六成之；地二生火，天七成之；天三生木，地八成之；地四生金，天九成之；天五生土，地十成之。五行始于水者，万物之生，皆由一点真水以为化原。观于胎化卵育之际，可悟其理。土虽后生，而土即地也，地有生成五行之德，则土不为后矣。序次既立，盛衰自分。《六元正纪》云：寒化一，寒化六，灾三宫，灾五宫，其数莫不由之。惟土言五而不言十者，天地之数始于

① 大较：大概。

② 夭札：遭疫病而早死。

③ 胶柱而鼓琴：即胶柱鼓瑟，指不能灵活变通。亦作"胶柱调瑟"，汉代扬雄《法言·先知》："以往圣人之法治将来，譬犹胶柱而调瑟。"

一而终于九，故不言成数也。以五方言之，则东木、南火、西金、北水、中土；以四时言之，则春木、夏火、秋金、冬水，土寄王于四季之月；以十干言之，甲乙木、丙丁火、戊己土、庚辛金、壬癸水；以十二支言之，寅卯木、巳午火、申酉金、亥子水、辰戌丑未土。五之而阴阳分位，十之而阴阳各配。故精浮于上，则为五星；化行于天，则为六气。以至五帝、五神、五德、五典、五谷、五果、五音、五色、五臭、五味，无非应乎五行者。其相生之序，则水生木，木生火，火生土，土生金，金生水。其相克之序，则水克火，火克金，金克木，木克土，土克水。是以天地之造化无穷，阴阳之运行不过也。夫生克之理，人所共知，而生中有克、克中相成之义，未易明也。如水本生木，而水盛木漂，木盛水涸；木本生火，而木盛火遏，火盛木烬；火本生土，而火盛土热，土盛火灭；土本生金，而土盛金埋，金盛土竭；金本生水，而金盛水涩，水盛金溺，相生反以相贼。水性泛溢，土克之而堤防成，水始安澜；火性炎熇，水克之而既济见，火无猖獗；木性卷曲，金克之而栋梁兴，木无樗散①；金性顽钝，火克之而钟鼎作，金无沙砾；土性漫衍，木克之而华实盈，土无旷废。相克转以相成，生克循环，机缄②日辟，而其中又有互藏并育之妙焉。如金能生水，而水亦产金；水能生木，而木中有水；木能生火，而火中有木；火能生土，而土亦生火；土能生金，而金亦兼土，是母生子，子反

①　樗（chū 出）散：无用之材。典出《庄子集释》卷一。

② 机缄（jiān 间）：机关开闭。谓推动事物发生变化的力量，亦指气数、气运。

哺之义也。他如甘泉具于土中，阴火然①于海澨②，黄金成于丹砂，汞铅炼于果实，烟焰发于钻燧，一行各呈其材，而五行互彰其用，子母相养，祖孙一气，己所生者生之，己所克者亦生之，克己与生己者，己亦无不有以生之。顺其则者，五行之性情；变而化者，五行之作用也。人之脏腑，应乎五行，偶有偏胜，当复中和。苟不深察其生克相资、交互相养之理，而以水济水，以火胜火，吾恐其毒世而祸民也已！

## 元会运世论

天地之运行，一气之旋转也。岁月之往来，阴阳之翕辟也。由一气而阴阳，由阴阳而太少。少阳为春，太阳为夏，少阴为秋，太阴为冬，四时具而岁功成矣。天有三百六十五度四分度之一，一昼一夜，行尽一周。日行稍迟，每日少天一度，凡行三百六十五日二十五刻少天一周，复至旧处而与天会，是为一岁。月之行天又迟于日，每日少天十三度十九分度之七，积二十九日九百四十分日之四百九十九，是为五十三刻，与日合朔而为一月。岁有十二会，故为十二月。天之气盈，每日过日一度之外，仍盈十三分有奇，积三百六十日，共得四千九百三十五分。以日法九百四十分为一日除之，合盈五日又二百三十五分，合为刻数，则为二十五刻零。月之朔虚，以每日少天之度积二十九日虚四百四十一分，十二月共虚五千二百九十二分，以日法除之，每岁合虚五日又五百九十二分，为六十三刻零。故一岁日数止得三百五十四日又三十七刻，合气盈朔虚，共得

---

① 然：通"燃"。燃烧。《孟子·公孙丑上》："若火之始然。"

② 海澨（shì 是）：海滨。

十日零八十八刻，是为一岁气余之数而闰生焉。以三岁而计，则得三十二日又六十四刻，是一闰而有余。以五岁而计，则得五十四日又四十刻，是再闰而不足。故以十九年而计，则得二百六日又七十刻。以月法二十九日零五十三刻除之，正得七个月。所以十九年而七闰，则气朔分齐，是为一章。即畸零而岁月正，即岁月而元运定。一岁统十二月，子建一阳卦复，丑建二阳卦临，寅建三阳卦泰，卯建四阳卦大壮，辰建五阳卦夬，巳建六阳卦乾，午建一阴卦姤，未建二阴卦遁，申建三阴卦否，酉建四阴卦观，戌建五阴卦剥，亥建六阴卦坤。阳虽始于子，然潜伏于重渊之下，必历丑转寅而后发生之功茂焉。是故寅卯辰为春，春者蠢也，生万物者也。巳午未为夏，夏者大也，长万物者也。申酉戌为秋，秋者愀也，收万物者也。亥子丑为冬，冬者终也，藏万物者也。当仲夏之时，阴气已兆，必至申始克布其令，迨乎戌亥而后，虫坏户，雷收声，水泉涸，泽腹坚，天地闭塞而不通焉。邵子①观此，默识夫造化代谢之机，阴阳屈伸之理，亘古如兹，钜细一致，而悟元会运世之道焉。一岁统十二月，一月统三十日，以十二乘三十得三百六十日；一日统十二辰，一辰统三十分，复以十二乘三十得三百六十分。是一岁之数，十二月，三百六十日，四千三百二十辰，十二万九千六百分。以岁定元，故一元统十二会，会比月也；一会统三十运，运比日也；一运统十二世，世比辰也；一世统三十年，年比分也。故一元之数，十二会，三百六十运，四千三百二十世，十二万九千六百年。第开物于月寅、星巳之七十六，闭物

---

① 邵子：邵雍（1011—1077），字尧夫，北宋哲学家、易学家，创"先天学"，以为万物皆由"太极"演化而成。

于月戌、星戌之三百一十五。唐尧为日甲、月巳、星癸、辰申，当一元之半。邵子何由知之？善乎西山蔡氏①曰：以今日天地之运，日月五星之行，推而上之，因以得之也。夫气盈于三百六十六，朔虚于三百五十四，经世之数概以三百六十，是必有闰会焉。第未知当今之元与否，而盈虚消息之理在其间矣。元氏明善②曰：禹即位后八年，得甲子，初入午会。前至元元年甲子，初入午会第十一运。从天开甲子至泰定甲子，得六万八千八百二十一年。迄于我朝，以一元计之，殆过半矣，而犹未离乎中也。第上古之事，书传莫考。所可知者，民病重腄③，则教之舞；民病阴遏，则教之瑟；民病猛兽害，则教之巢；民病卉服寒，则教之衣；民病生食腥，则教之火；民病器用虚，则教之陶；民病木处颠，则教之屋；民病鲜食竭，则教之耕。上古圣人兴一事，即所以仁民；创一物，即所以寿世。故民得于于徐徐，各尽天年，而无夭札短折之患。运会日降，性情日凿，至轩岐之世，其去循蜚禅通远矣。于是坐明堂而咨访，藏石室以贻留，作为《内经》以利万世。然吾以《路史》考之，计黄帝之先尧，大约不过百世，与尧同为巳会。其时天地之运纯阳，斯民之数鼎盛，故《经》之所载或有未备。后世化原日薄，而天地六淫之气侵之者愈益酷。古无痘症也，历汉唐而盛行于中国；古无梅毒也，至本朝而濡染于南州；其他溢于《经》

---

① 西山蔡氏：蔡元定（1135—1198），字季通，学者称西山先生，建宁府建阳县（今属福建）人，蔡发之子。南宋著名理学家、律吕学家、堪舆学家。

② 元氏明善：元明善（1269—1322），字复初，清河（今属河北）人。弱冠游吴中，以文章名于时。元仁宗擢为翰林待制，延祐中升翰林学士。书体纯熟，守李邕矩度。

③ 腄（zhuì坠）：脚肿。

外者数条，夫世愈积而愈多，病日降而日变。古之所有，或为今之所无，今之所无，或为后之所有。即如张、王、刘、李诸家，以身所经历之证，经历之方，著书立说，传诸后世，非不确切不磨，乃至今不尽吻合者，盖同会而不同运也。古之北极正当天中，今以管窥之差而出于管外矣；古之南极入地三十六度，而今则见于南海中矣。天度如此，人事可知。盖世运日移，而人之血气、阴阳有莫知其所以异而异者也。圣人言百世可知，不外乎因与损益。不因不成世道，不损益不合时宜，医理何独不然？自尧迄今仅十一运，而殊异若此，安能千百运后犹规规如一辙哉？窃意午运以后，阳消阴息，而疾病之丛生有按籍而莫名其证者。运日下则当挽运，阳日剥则当回阳。治世与治病，无二致也。

## 洛书三元九宫图

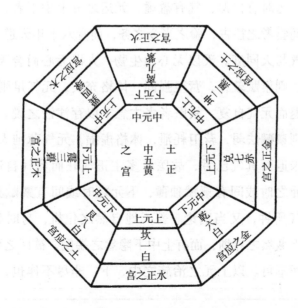

# 三元运气论

天地定位，寒暑递嬗①，大为一元，统十二万九千六百年。乾坤一启闭，小为三元，共一百八十年，年运一周回。《六节藏象论》曰：其生五，其气三，三而成天，三而成地，三而成人，三而三之，合则为九。故以《洛书》九宫分为三元，每元各主三宫。上元甲子六十年，坎卦统运，水气最旺。二坤、三震各主运二十年，为统运之分司。中元甲子巽四统运，木气最旺，次五黄，次六白。下元甲子七赤统运，金气最旺，次八白，次九紫。此三元之所以肇也。至流年主气，则上元始坎一，次从九紫、八白逆数六十，而终于五黄。中元、下元亦然。总之流年之宫合于统运者为旺气，为统运所生者为生气，生统运者为失气，为统运所克者为死气，克统运者为煞气，元运流年之大旨如是。盖时有代谢，气有盈虚，元运之分上中下者，盛衰之机也。间尝考之往古，验之当今之务，而觉六十年天道一小变，人之血气与天同度。天以无心而生物，人以无心而合天。得天之气厚，则禀赋敦朴，营卫强固，体格充实，元气足则人能耐毒，邪退而元气自复，故医者多主急下以存津液之说。得天之气薄，则禀赋怯弱，营卫耗泄，体格虚损，元气薄则人不能耐毒，病未退而真气已亏，故医者多主正气旺而邪气自退之说。至于上元之时或间有禀赋独薄，下元之时或间有禀赋独厚者，此为间气所钟，又当别论。盖天地自然之化机，与时相流通，无上中下截然之界划，而有上中下隐然之端倪，欲区之而不能，欲混之而不可。以上元之治施之中、下，非尽不侔也，而所伤

---

① 递嬗（shàn 扇）：依次更替，逐步演变。

者多，此之谓太过。以下元之治施之上、中，非尽无当也，而所误者众，此之谓不及。是故必先立其元，而后明其气。古人著论立方，后人动加訾议，而不知当其元何尝不善也。即如一白坎水司令之时，寒水气盛，土不能垣，自以东垣温补之论为至当。如九紫分司之运，火气燔灼，又当以丹溪诸病属火之说为正宗。所谓中无定体，随时而应者也。予自辛亥以来，薄游淮海，适属中元之下，当以六白乾金为元运，故外邪之见于阳明经者最重，而世医之重用寒峻攻伐阳明者，亦每每见效。而统运究系四绿中宫，又属五黄，故方中用达木之味以及疏土之药，如香砂者最多。因六白属乾金，故用清理大肠之药，如木耳、枳壳、槐花之类。槐花性寒，宜于北方高燥之地；淮海卑湿，则土茯苓为宜耳。知乎此，则仰观于前，俯察于后，皆可指掌而得矣。元泰定元年为午会十一运初上元甲子，我朝洪武十七年为中元甲子，正统九年为下元甲子，弘治十七年为次上元甲子，世宗四十三年为次中元甲子，由是以推，凡六十年一周，其间气禀之清浊，风俗之淳漓①，物产之丰啬，莫不潜移默换于无何有之乡。学者细心研求，当必有识其盛衰之原者。或者谓异元同运，则后之上元，应比前之上元，中、下亦然。此其说似是而实非也。江河日下，未闻尾闾②之水复上瞿塘③；

---

① 淳漓：指风俗的淳厚与浇薄。

② 尾闾：古代传说中海水所归之处，语见《庄子·秋水》："天下之水，莫大于海，万川归之，不知何时止而不盈；尾闾泄之，不知何时已而不虚。"现多指江河下游。

③ 瞿塘：借指江河上游。

度数日差，未闻浑仪①之步仍从宣夜②。盖岁月如流，其不改者，甲子之周环；其不同者，气机之日新。如若所云，是百八十年后仍复其初也。戴同父③云：问年不是今年气，恰与何年运气同？是犹未识天道变易之理也夫！

## 五 运 图

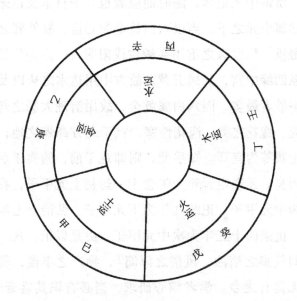

---

① 浑仪：由相应天球坐标系各基本圈的环规及瞄准器构成的古代天文测量仪器。

② 宣夜：我国古代三种宇宙学说之一。主张天无一定形状，也非物质造成，其高远无止境，日月星辰飘浮空中，动和静都依靠"气"。此借称测天之学。

③ 戴同父：戴启宗，又作起宗，字同夫，号耕愚，元代金陵（今南京）人。任儒学教授，其学以作圣为已功，谓医为性命之学，遂潜心以究《内经》之秘，撰五运六气之旨，刊《脉诀》之误。辟邪说，正本源，诚有功于医者也。

## 五天五运图

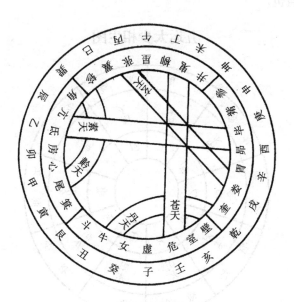

## 五天五运说

　　《五运行大论》曰：土主甲己，金主乙庚，水主丙辛，木主丁壬，火主戊癸。盖上古占之始，丹天之气经于牛女、戊分。丹属火，牛、女癸之次，戊为天门，当奎、壁之次，故火主戊癸。黅天①之气，经于心尾、己分，黅属土，心、尾甲之次，己为地户，当角、轸之次，故土主甲己。苍天之气，经于危、室、柳、鬼，苍属木，危、室壬之次，柳、鬼丁之次，故木主丁壬。素天之气，经于亢、氐、昴、毕，素属金，亢、氐乙之次，昴、毕庚②之次，故金主乙庚。玄天之气经于张、翼、娄、胃，玄属水，张、翼丙之次，娄、胃辛之次，故水主丙辛。说

---

　　①　黅（jīn 金）天：古代所谓五天之一。黅，黄色。
　　②　庚：原作"虚"，据文义改。

见《太始天元册》文。盖天地自然之运，候之所始，道之所生，
不可不通也。

## 五运太少相生图

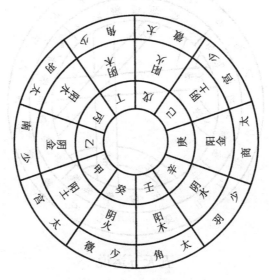

## 五运主运图

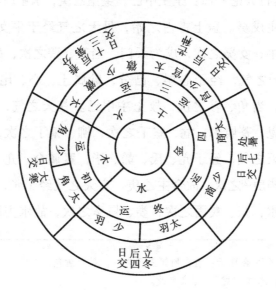

# 五运客运图

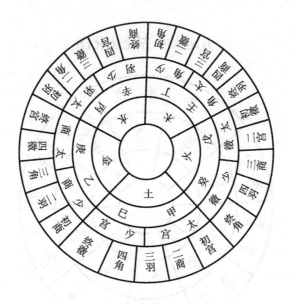

## 三图总说

五运之序，循环无端，一阴一阳，互为其根。甲以阳土生乙之少商，乙以阴金生丙之太羽，循是以往，周而复始。运气有三，莫不由之。一曰中运，十年一周，如甲为太宫，乙为少商是也。二曰主运，一岁分为五步，始于大寒日，甲、乙、丙、辛、癸五岁，起太角，终太羽，丁、戊、己、庚、壬五岁，起少角，终少羽，每步得七十三日零五刻是也。三曰客运，亦一年五步，起本年中运为一步，太少相生，五步而止，不必起于角而终于羽也。土曰宫，金曰商，水曰羽，木曰角，火曰徵，五行之声音也。五行各有阴阳，十干所以分太少也。第主客之运，《经》未明言，然以理推之，天地有主客之六气，则当有主客之五运。考之《天元玉册》①亦有客运行于主运之上，故敢附图于下。

## 五运太少齐化兼化图

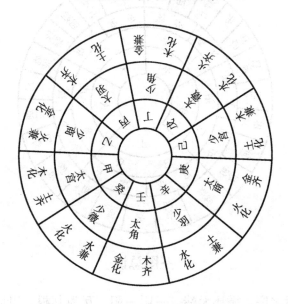

---

① 天元玉册：一作《天元玉策》，三十卷，唐代王冰撰。五运六气学专著，其法以运气学说结合奇门遁甲之学，独辟蹊径。《古今医统》称此书"元诂《内经》之意，益之以五运六气之变"。现今尚存二十八卷，缺第十、十一卷。

## 运分三纪之图

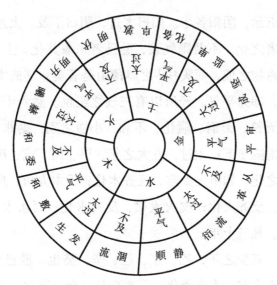

## 六十年运气相临图

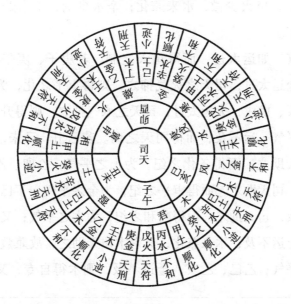

# 三图总说

十干五运，阴阳各半。阳曰太过，阴曰不及。太过则气旺，反齐胜己者之化。不及则气衰，胜己者来兼其化。上应五星之象，下应百物之成，而灾疹①之厚薄由是著矣。其或太过有制，不及得助，即为平气。经所以有三气之纪也。然六十年运气相临，又有天符、天刑、顺化、不和、小逆之别，则非三气之所得该矣，附陈于下：太过，五太之年，甲、丙、戊、庚、壬也，反齐胜己之化。如甲土太宫，反齐木化；壬木太角，反齐金化；庚金太商，反齐火化；戊火太徵，反齐水化；丙水太羽，反齐土化是也。凡三十年。

不及，五少之年，乙、丁、己、辛、癸也，胜己者来兼其化。如己土少宫，木来兼化；丁木少角，金来兼化；乙金少商，火来兼化；癸火少徵，水来兼化；辛水少羽，土来兼化是也。凡三十年。

平气，如运太过，而得司天之制。若庚子、庚午、庚寅、庚申，金运太过，司天之火气抑之，则得审平之化，为金之平气；戊辰、戊戌，火运太过，司天之水气抑之，则得升明之化，为火之平气。运不及，而得司天之助。若己丑、己未，土运不及，司天助之，而得备化之纪，为土之平气；乙卯、乙酉，金运不及，司天助之，而得审平之纪，为金之平气；丁巳、丁亥，木运不及，司天助之，而得敷和之纪，为木之平气；又若己巳、己亥，土运不及，木来兼化，又得木司天助之，故兼敷和之化，为木之平气；乙巳、乙亥，金运不及，则木得自专，又值木司

---

① 灾疹：灾厄疾病。

天得令，则木齐金化，而兼敷和之纪，为木之平气；辛丑、辛未，水运不及，土来兼化，又得土司天助之，故兼备化之纪，为土之平气；丁丑、丁未，木运不及，则土得自专，又值土司天得令，则木齐土化，而兼备化之纪，为土之平气；丁卯、丁酉，木运不及，金来兼化，又得金司天助之，故得审平之纪，为金之平气；癸卯、癸酉，火运不及，则金无所畏，又值金司天得令，则金齐火化，而行审平之纪，为金之平气。合而言之，太过而得平气者六年，不及而得平气者十八年，则太过者二十四年，不及者十二年，平气者二十四年。又如新运初交之月日时，与运相合者，亦得平气，如甲子年，初交之月日时得己，乙丑年得庚是也。然究而言之，太过之中，六甲年，子午寅申顺化，辰戌不和；六庚年，子午寅申天刑，辰戌小逆；六丙年，子午寅申不和，辰戌天符；六壬年，子午寅申小逆，辰戌顺化；六戊年，子午寅申天符，辰戌天刑。除天刑六年强而有制，应入平气外，天符六年，强而得助也；顺化六年，强而得生也；小逆六年，强而泄气也；不和六年，强而制人也。不及之中，六己年，丑未天符，卯酉小逆，巳亥天刑；六乙年，丑未顺化，卯酉天符，巳亥不和；六辛年，丑未天刑，卯酉顺化，巳亥小逆；六丁年，丑未不和，卯酉天刑，巳亥天符；六癸年，丑未小逆，卯酉不和，巳亥顺化。除天符六年，弱而得助，应入平气外，天刑六年，从胜己者之平气，弱而不能自主也；不和六年，从胜己者之平气，弱而不能制人也；小逆六年，弱而泄气也；顺化六年，弱而得生也。是太过、不及之中，又有盛衰厚薄之分焉。《五运行大论》曰：气相得则微，不相得则甚。所胜则微，所不胜则甚。非其时则微，当其时则甚，又非可执一以求矣。按司天与五运六十年临遇，变化不测如是，则在泉及左右间气，当亦有然。《经》未明言，无敢赘述，是在智者因时而推测也。

又按阳年齐化，阴年兼化，皆不专用本宫之化，而用胜己者之化。然阳强阴弱，固自有别。齐化者，负气孤行，敌来乘之，承制之义也。兼化者，孱弱失位，敌夺其政，胜复之端也。

## 天地六气之图

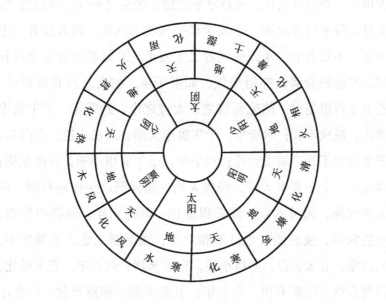

# 六气正化对化图

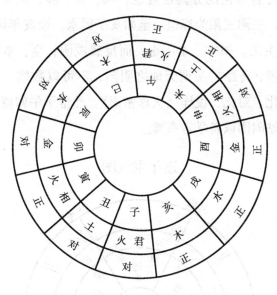

## 上二图解

《阴阳应象大论》曰：阴阳者，天地之道也。《天元纪大论》曰：阴阳不测之谓神。神在天为风，在地为木；在天为热，在地为火；在天为湿，在地为土；在天为燥，在地为金；在天为寒，在地为水。天地者，万物之上下也；左右者，阴阳之道路也；水火者，阴阳之征兆也；金木者，生成之终始也。气有多少，形有盛衰，上下相召而损益彰矣。又曰：寒暑燥湿风火，天之阴阳也；木火土金水火，地之阴阳也。五行各一，而火分为二者，君火以明，相火以位也。盖凡物之生，莫不本于真阳，使火气不充而生机或息矣。君火者，悬象照耀，光被幽隐，垂裳而治①，不徒以一职效功也，如肾、脾、肝、肺，皆系于心。相火者，佐君宰化而分其任者也。风、火、湿、相火、燥、寒六气为主，三阴三阳为标也。至如亥子属水，而亥年风木主之，子年君火主之。如木，本阳也，而反属厥阴；金，本阴也，而反属阳明者，《经》所谓天地之阴阳，不可以数推，以象之谓也。至正化、对化，说详《玄珠密语》。然惟子午卯酉四年意义明显，兹姑附图以备学者参焉。

## 逐年主气图

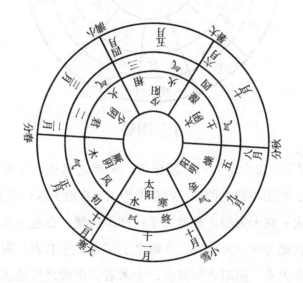

---

① 垂裳而治：垂衣而能治理天下，用以称颂帝王无为而治。语出《周易·系辞下》："黄帝尧舜垂衣裳而天下治，盖取诸乾坤。"

# 逐年客气图

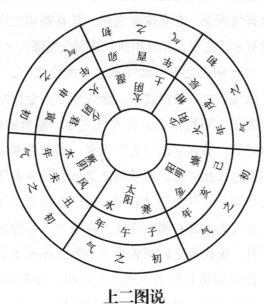

## 上二图说

　　造化流行，节候递嬗，四时代谢，六气推移。每岁之气无论主客，皆始于大寒日交初气，至春分日交二气，小满日交三气，大暑日交四气，秋分日交五气，小雪日交终气。每气主六十日八十七刻半，六气共得三百六十五日二十五刻，以成一岁。主气以五行相生为序，风木，春气也，主春分前六十日。木生火，时至卯中，阳光日丽，暄气渐行，故君火主春分后六十日。然君火以明，光耀虽遍，而化行未盛。相火继之，承君而布其令，主夏至前后各三十日。火生土，故湿土主大暑后六十日，应长夏之气也。长夏之土生金，故燥金主秋分后六十日，行秋之肃令也。金生水，故寒水为终气，岁气至此，寒化大行也。六气迭主，无分尊卑。静而守位，是谓地气。客气者，天气也。天道无常，动而不息，上曰司天，下曰在泉，余四气为左右间，升降往来，六期环会焉。主气土，居二火之后；客气土，居君火后、相火前者，土无定位，无乎不在，又以三阴三阳之序不容紊也。至客气所至，冬有流金之热，夏有霜雹之寒，春有毁拆之灾，秋有木华之变，非时相加，总因六气郁发之故耳。《六微旨大论》曰：相火之下，水气承之；水位之下，土气承之；土位之下，风气承之；风位之下，金气承之；金位之下，火气承之；君火之下，阴精承之。言六气之客，盛极有制，故曰：亢则害，承乃制。虽客主之气有胜无复，而寒暑温凉，历一气则一变，则天地自然之运，即承制之义欤。每岁客气，天之初气始于地之左间，二气为天之右间，三气为司天主气，四气为天之左间，五气为地之右间，终气为在泉主气。分而言之，六气各主六十日；统而言之，司天主上半年，在泉主下半年。天之左右间，面北而定其位也。地之左右间，面南而定其位也。子午之岁，上见少阴；卯酉之岁，上见阳明。正化、对化之义也。上者右行而降，下者左行而升，每年退一步，左右顺行，六岁周天。故丑未之岁上见太阴，寅申之岁上见少阳，辰戌之岁上见太阳，巳亥之岁上见厥阴也。上下遘会，主客临遇，而顺逆见矣。相生相比者为顺，相克相害者为逆。其有相比而亦为逆者，《六微旨大论》曰：君位臣则顺，臣位君则逆。逆则病近而害速，顺则病远而害微，所谓二火者是也。卯酉岁，天之右间少阳，客气临于少阴主气之位，是谓臣位君。

## 阳年客气顺行图

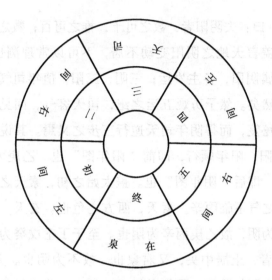

## 阴年客气逆行图

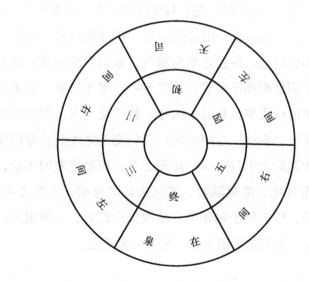

## 上二图解

《经》曰：夫阴阳者，数之可十，推之可百；数之可千，推之可万。盖言天地之阴阳变动不居，不可以常理测也。五太、五少，分属阴阳，各主岁运；三阴、三阳，值年司气，分配六期，是固然矣。然予历观五运之纪，司天客气，间见舛错。及考之仙灵秘笈，而得阴年司天逆行三步之义焉。其说以甲己丁壬戊癸为阳，阳年顺行，即前"阳年图"也。乙庚丙辛为阴，阴年逆行，即后"阴年图"也。盖太始之初，素天之气下临乙庚，玄天之气下临丙辛。素天，西方之色也。玄天，北方之色也。西北为阴，故乙庚丙辛为阴也。至于丁壬戊癸为阳，而甲己亦云阳者，土居中央，又君象也，故不为阴也。夫阳主动，阴主静，今阳年顺行，阴年逆行者，何也？此运气相临，阴阳交遘之化机也。《经》曰：先立其年以明其义。乙庚丙辛，阴年也，司天三步，阳位也，阳遇阴则变，阴遇阳则从。阴年司天逆行者，阳就阴也。在泉之气为地气，地道卑而顺承，故不变也。至阳年阴位而亦不变者，其气专一，来无所慕，去无所恋也。每周甲逆行之岁，凡二十四年。初气交司天，即阳年之三气；二气交天之右间，与阳年同；三气交地之左间，即阳年之初气也。大寒后六十日，即行司天之令，而地之左间不应，至三气而始布其化。澄观默验，其间天地之寒暄，人世之灾疹，物产之征应，皆有异于阳年者。故敢推广经旨，一例附入。后世明哲之士，有能加以削正者，是予之大愿也。

## 司天在泉指掌图

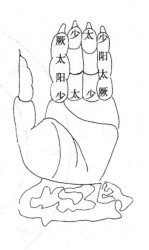

　　其法以巳亥为始，即起厥阴司天。故以巳亥位起"厥"字，子午位为"少"字，丑未位为"太"字，顺数到底，皆其年分之司天也。其余五气，循次可推矣。推六气法：凡司天前二位，即初气；前一位，即二气；本位司天，为三气；后一位，为四气；后二位，为五气；后三位，为终气，即在泉也。掌中一轮六气，燎①然在握。

## 天符之图

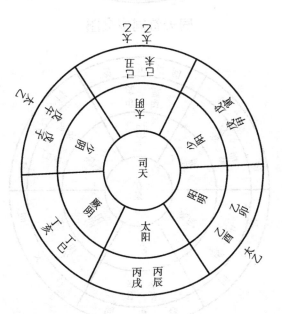

---

　　① 燎：明白，明了。

## 岁会之图

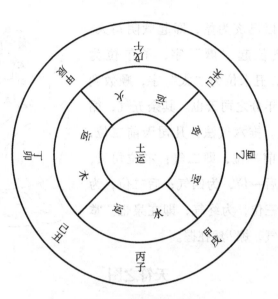

## 同天符同岁会图

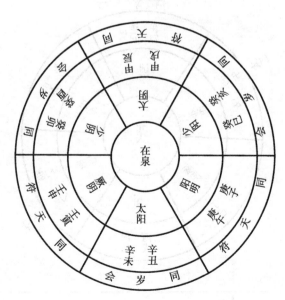

## 上三图解

《经》曰：土运之岁，上见太阴；火运之岁，上见少阳、少阴；金运之岁，上见阳明；木运之岁，上见厥阴；水运之岁，上见太阳。司天与中运相合，故曰天符。木运临卯，火运临午，土运临四季，金运临酉，水运临子，此中运与岁支同气，故曰岁会。既为天符，又为岁会，是为太乙天符。《经》曰：天符为执法，岁会为行令，太乙天符为贵人。中执法者其病速而危，中行令者其病徐而持，中贵人者其病暴而死。盖太乙、天符，三气会合，是谓过亢，亢则害甚。天符次之，岁不与会也。岁会为轻。《经》曰：气之平也，非其位则邪，当其位则正。邪则变甚，正则微，此之谓也。同天符者，以五太之年，下加在泉之气，其气旺；故同天符中之者，亦犹中执法也。同岁会者，以五少之年，下加在泉之气，其气平；中之者，亦犹中行令也。

天符十二年，丁巳、丁亥、戊子、戊午、己丑、己未、戊寅、戊申、乙卯、乙酉、丙辰、丙戌是也。岁会八年，甲辰、甲戌、己丑、己未、丙子、丙午、丁卯、乙酉是也。太乙天符四年，戊午、乙酉、己丑、己未是也。同天符六年，甲辰、甲戌、庚子、庚午、壬寅、壬申是也。同岁会六年，辛丑、辛未、癸酉、癸卯、癸巳、癸亥是也。然天符十二年中，有太乙天符四年，是天符只得八年。岁会八年，四年为太乙天符，又有甲辰、甲戌同天符，是岁会只得二年。然则六十年中，太乙天符四年，天符八年，岁会二年，同天符六年，同岁会六年，共二十六年。其外如壬寅、庚申、癸巳、辛亥，运与支合，而不为岁会者，不当四正之位也。然壬寅已属同天符，癸巳已属同岁会，庚申、辛亥二年亦应得平气也。夫值年之天符、岁会，是

卷一

二九

固然矣，而每年左右间气一与运相符，则其气必旺，非余间气可比，是从天符而类推之。每岁中运，与月建相会，其气必纯，非余月建可比，是从岁会而类推之也。澄机观变之士，息心验之，当必有得，于其际矣。

## 六十年岁气交节三合图

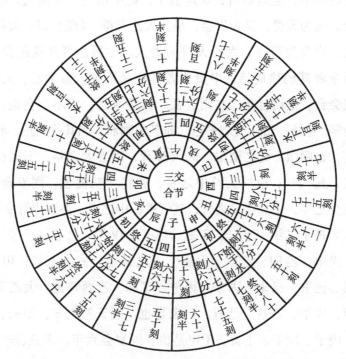

《六微旨大论》曰：天气始于甲，地气始于子，子甲相合，命曰岁立。谨候其时，气可与期。甲子之岁，天数始于水下一刻，终于八十七刻半，谓客气。地之左间，始于大寒日寅初初刻，终于六十日后子时初四刻。盖六十分为一刻，每时有八刻零二十分。三时共成二十五刻，十二时共成百刻也。所谓三合者，甲子初气始于一刻，以至终之气终于二十五刻，是每岁六气共得三百六十五日二十五刻也。乙丑岁始于二十六刻，终于五十刻。丙寅岁始于五十一刻，终于七十五刻。丁卯岁始于七十六刻，终于百刻。四周为一纪，周而复始。辰年、申年与甲子同，巳年、酉年与乙丑同，午年、戌年与丙寅同，未年、亥年与丁卯同。故申子辰、巳酉丑、寅午戌、亥卯未，岁气皆同，所以谓之为三合也。逐年加节，时刻不爽，而天地之气往往不应。《经》曰：至而至者，和；至而不至，来气不及也；未至而至，来气有余也。谨而察之，灾变可测，民病可调矣。

## 南北政图

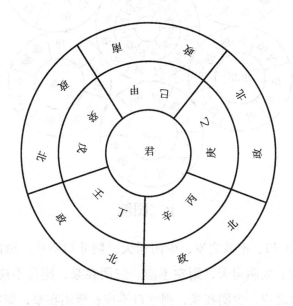

# 南北政脉不应图

北政年阳明所在不应　　　南政年少阴所在不应

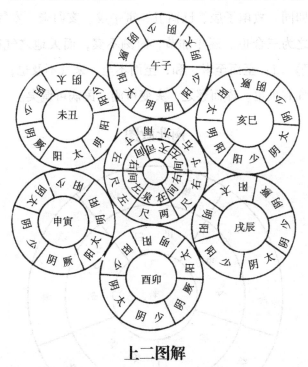

## 上二图解

《经》曰：南政之岁，少阴司天，则寸口不应。厥阴司天，则右不应。太阴司天，则左不应。三阴在泉，则尺不应。左右同。北政之岁，少阴在泉，则寸口不应；厥阴在泉，则右不应；太阴在泉，则左不应。三阴在上，则尺不应。南政之岁，谓甲己之岁。甲己属土，为五行十干之最尊，又寄王于四时，故为君象。君既得政，则少阴君火不复应脉，天无二日之义也。北政之岁，谓乙庚、丙辛、丁壬、戊癸北面受政，是谓臣道，臣得君而后行令，故少阴之所在应脉，而所对者不应焉，臣不敌君之义也。诸注以北政之岁，少阴在泉则寸口不应，三阴在上则尺不应，谓上下尺寸颠倒互应。若然，则北政之岁六气皆属反交矣。不知司天主上部，在泉主下部，左右主中部，确不可易，安可以君火不司气化之说，曲为北政少阴不应之解耶！总之，经之所谓不应者有二：少阴之位本不应者，南政是也。少阴之敌不能应者，北政是也。北政不应，皆属阳明。而不言阳明者，以阳明之不应，由少阴之得位也。岐伯曰：从其气则和，违其气则病。不当其位者病，迭移其位者病，失守其位者危，尺寸反者死，阴阳交者死。子午卯酉之年不应在两尺两寸，不应而反应，该应而不应，是谓尺寸反。寅申、巳亥、辰戌、丑未之年不应在左右。左阳则右阴，右阳则左阴，不应而反应，该应而不应，是谓阴阳交。然必阴阳俱交，始为交也。尺寸俱反，始为反也。若偶差一步，或屡易一位，一位或然，只为病象而已，不得即谓为阴阳交、尺寸反也。学者审焉！

# 卷　二

## 九宫八风图

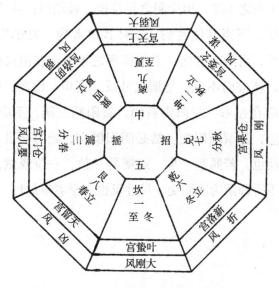

## 太乙移宫说

《经》曰：太乙常以冬至之日，居叶蛰之宫四十六日，明日居天留四十六日，明日居仓门四十六日，明日居阴洛四十五日，明日居天宫四十六日，明日居玄委四十六日，明日居仓果四十六日，明日居新洛四十五日，明日复居叶蛰之宫曰冬至。太一，天神之最贵者，即北极也。北极不动而运周天，故太一游宫，终而复始也。乾巽二宫各少一日者，乾巽为天地之门户，又天地不足之方也。合之共得三百六十有六日，以尽一岁之数。其曰九宫者，土旺四维，每季末十八日，太一居于中宫也。太一移日，天必应之以风雨，其日风雨调和，则岁美民安少病。先之则多雨，后之则多旱。冬至贼风自南来，夜至则民卧而弗犯，昼至则万民懈惰，而中于虚风。至立春日，贼风自西来，又皆中之，而温疫生矣。此万民所以同病也。冬至有变占在君，春分占在相，中宫占在吏，秋分占在将，夏至占在百姓。所谓变者，大风拔木扬沙之谓。风从其所居之宫来，为实风，主生长万物；从其冲后来，为虚风，伤人者也。盖月建所在为实，月建所冲为虚。其伤人也应乎藏气。故大弱风舍于心，谋风舍于脾，刚风舍于肺，折风舍于小肠，大刚风舍于肾，凶风舍于大肠，婴儿风舍于肝，弱风舍于胃，皆谓虚风也。故圣人避风如避矢石焉。其非八正虚风，而贼风邪气，亦能病人。来不以时，亦无定位，因人肤腠之开闭而中之。至平居非关贼风而亦病者，三虚之故也。凡五少岁运不及，并司天失守之年，是谓乘年之衰。每月望后，则血虚气去，肉减肤纵，是谓逢月之空，主客相犯，时令失正，是谓失时之和。然必精气不充，调摄失宜，乃致病焉。非是亦不病也。岁候之法，重在元日：风从南方来曰旱乡；从西方来曰白骨将，国有殃，人多死亡；风从东方来，国有大灾，微则否；风从东南方行，春有死亡；天温不风，籴①贱，民不病；天寒而风，籴贵，民多病；惟北风为最甚，以日之早晏，定四时之死亡。诸所谓风者，皆折树木、扬沙石者也。

---

① 籴（dí 迪）：买进粮食。

# 九宫九星图

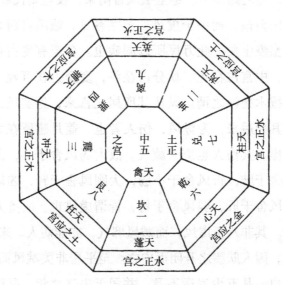

# 天地左右升降图

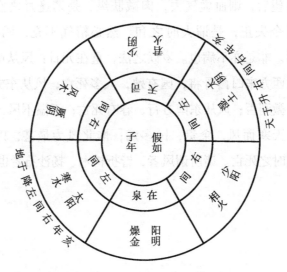

## 天地五星图

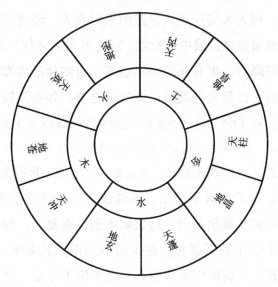

## 左右升降不前司天不迁正不退位解

旧岁在泉之右间，必升为新岁司天之左间。辰戌岁木欲升，而金窒抑之，则木郁而不前，病在肝。巳亥岁君火当升，丑未岁相火当升，而水窒抑之，则火郁而不前，病在心与包络。子午岁土欲升，而木抑之，病在脾。寅申岁金欲升，而火抑之，病在肺。卯酉岁水欲升，而土抑之，病在肾。及病之未发，即所在之经刺以舒之，药饵调之，须用其法。旧岁司天之右间，必降为新岁在泉之左间。丑未岁，木欲降而金窒抑之，则木郁，当克金以扶木，治在手太阴、手阳明。寅申岁君火当降，辰戌岁相火当降，而水窒之则火郁，当克水以救火，治在足少阴、足太阳。卯酉岁土欲降而木窒之，则土郁，当克木以扶土，治在足厥阴、足少阳。巳亥岁金欲降而火窒之，则金郁，当克火以存金，治在心包络、手少阳。子午岁水欲降而土抑之，则水郁，当克土以扶水，治在足太阴、足阳明。折其所胜，以舒本经之郁。升之不前，亦非一端，或天星窒之，或中运胜之，或阴年气衰，司天未得迁正，即左间未得升天。降之不下，亦非一端，或地星窒之，或中运胜之，或去岁司天之气，有余不退，即右间不得降地。更有升降俱不前者，前则胜己者布其化，后则郁极而发，已复大肆其威，即气交之变，各各不同，灾有微甚也。[批]按《经》云：气交多主司天在泉之交，而未及在泉复交司天之交。以愚观之，左不升天，其变应主三气、四气之交；右不降地，其变应主终气、初气之交。以升天者在四气，降地者在初气故也。非特左右间有升降不前也，司天亦有不迁正、不退位之患，辰戌年太阳司天，至大寒交巳亥年厥阴司天，乃太阳不退位而复布，即厥阴不得迁正。至子午年厥阴复布，则少阴不迁正。丑未年少阴复布，则太阴不迁正。寅申年太阴复布，则少阳不迁正。卯酉年少阳复布，则阳明不迁正。辰戌年阳明复布，则太阳不迁正。不迁正者，本年司天之气有郁，其过不尽在旧司天也，当泻新司天之郁以通之。不退位者，旧司天之气有余，其过不尽在新司天也，当折旧司天之余以退之。二法不同，各有精义。若在泉迁正、退位之化，即地产物，应可验而得之。然天尊地卑，在泉之气总不若司天权重，故《经》未悉言也。

# 五运失守三年化疫图

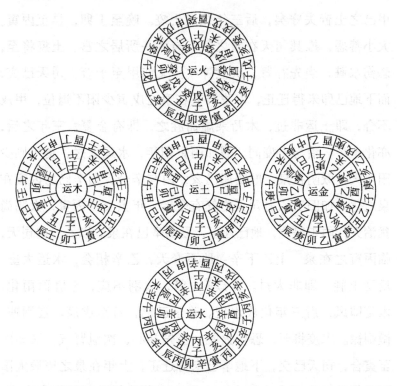

　　五运失守之说，即前不退位、不迁正之义也。不退位、不迁正，病即见于本年者，其患浅，调之即已，故五运不为失守。若刚柔孤立，岁运气衰，郁极而发，三年化为疫疠。积之久，则中之者深。岁序再易，邪化大行，粗工不知，呼寒呼热。究之本年运气，又复不侔，遂谓运气之说未足凭信。不知病已受于三年前也。假如甲子阳年，土运太过，子午则少阴司天，阳明在泉，阳明属卯酉，甲与己合，则己卯为甲子在泉之化。如上年癸亥，司天之气有余者，年虽交得甲子，厥阴犹尚治天，甲未得位，地已迁正，阳明己卯在泉，以癸亥之司天，临甲子之在泉，则上癸下己，不相奉和。癸己相会，土运大虚，反受木胜，即非太过。土运既窒，黄钟①不应，木既胜而金来复，而本年司天少阴之气忽至，则木反助火而金微，木邪过甚，而甲己之土皆失守矣，后三年化成土疫。晚至丁卯，早至丙寅。大小善恶，推其司天在泉之气，与太一所居之宫。土疫将至，恐伤水脏，当先补肾，次泄脾气。又如甲至子合，司天已交，而下地己卯未得迁正，旧岁癸亥在泉之戊寅少阳不退位，甲戌不合，即土运非过，木乃乘虚而胜之，即有金复，三年之后，亦化土疠，治与土疫同。假如丙寅阳年，水运太过，寅申则少阳司天，厥阴在泉，厥阴属巳亥，丙与辛合，则辛巳为丙寅在泉之化，如旧岁乙丑司天之气有余者，年虽交得丙寅，太阴尚犹治天，丙未得位，地已迁正，厥阴辛巳在泉。以乙丑之司天，临丙寅之在泉，上乙下辛，地不奉天，乙辛相会，水运大虚，反受土胜，即非太过。太簇②之管，太羽不应，土胜而雨化，木复即风，后三年化成水疫。晚至己巳，蚤至戊辰。甚则速，微则徐。水疫将至，恐伤火脏，当先补心，次泄肾气。又如丙至寅合，司天已交，下地辛巳未得迁正，上年在泉之庚辰太阳不退位，丙庚不合，即水运小虚，或有胜复，三年化为水疠，治如水疫。假如庚辰阳年，在泉为乙未，旧岁己卯天数有余，阳明犹尚治天，地已迁正，乙未太阴司地，天己卯而地乙未，乙己相会，金运大虚，反受火胜，即非太阳。姑洗③之管，太商不应，火胜水复，三年化为金疫，速徐同前。金疫将至，恐

---

① 黄钟：十二律中的第一律，与冬至相应。《礼记·月令》："（季夏之月）其日戊己，其帝黄帝，其神后土，其虫倮，其音宫，律中黄钟之宫。"孔颖达疏："黄钟宫最长，为声调之始，十二宫之主。"

② 太簇：十二律中的第三律，指农历正月。

③ 姑洗：十二律中的第五律，指农历三月。

伤木脏，当先补肝，次泄肺气。又如庚至辰应，司天已交，下地乙未未得迁正，上年在泉之甲午不退，庚甲不合，金运小虚，有小胜或无复，后三年化为金疠，治如金疫。假如壬午年，在泉为丁酉，旧岁辛巳天数有余，厥阴犹尚治天，地已迁正，丁酉阳明司地，天辛巳而地丁酉，辛丁相会，木运大虚，反受金胜，即非太过。蕤宾①之管，太角不应，金胜火复，三年化为木疫。木疫将至，恐伤土脏，当先补脾，次泄肝气。又如壬至午应，司天已交，下地丁酉未得迁正，上年在泉之丙申不退，壬丙不合，木运小虚，有小胜小复，后三年化为木疠，状如木疫，治法同。假如戊申年，在泉为癸亥，旧岁丁未天数有余，太阴犹尚治天，地已迁正，癸亥厥阴在泉，天丁未而地癸亥，丁癸相会，火运大虚，反受水胜。夷则②之管，上徵不应，三年化为火疫。火疫将至，恐伤金脏，当先补肺，次泄火气。又如戊至申应，治天交司，下地癸亥，未得迁正，上年在泉之壬戌，太阳不退，戊壬不合，火运小虚，有小胜或无复，后三年化为火疠，治如火疫。盖上干为刚，下干为柔，上干失位，柔地独主，其气不正，故有邪犯。下干失守，天运孤立，柔不附刚，亦足致戾也。夫阳年为太过，太过者气盛。《经》曰：气有余，则制己所胜，而侮所不胜。其不及，则己所不胜侮而乘之，己所胜轻而侮之。太过之与不及，若是其悬殊也！一经上下失守，反为大虚，敌得乘之，郁为疫疠。五太如此，五少可知。阳年若此，阴年可知。虽气有微甚，差有浅深，或太过而反虚，

---

① 蕤宾：十二律的第七律，农历五月。

② 夷则：十二律之一。《国语·周语下》："五曰夷则，所以咏歌九则，平民无贰也。"韦昭注："夷，平也；则，法也。言万物既成，可法则也。"《礼记·月令》："孟秋之月……其音商，律中夷则。"

或不及而得位，各随其年之气候，而静而验之。刚柔失位，则律吕①异音；刚柔将合，则音律先同。明哲之士，固可豫决于先几也。

### 附：疫由人事论

《内经》所载五疫之发，皆由五干刚柔失守。然天时、人事恒相附丽，如影随形，如响随声。不得谓天失其度，致生灾疾，而与人事无涉也。历观往古，政治修和，则民无夭札；燮理②乖方③，则疮痍时起。天有显道，应如桴鼓。即如岁歉谷踊，民用乏食，赈恤不时，流离转徙，以糠秕为饼饵，以草木为糇粱，肢体疲弱，脏气虚耗，六气偶舛，疾病繁兴，或狂徒不惩，弄弋潢池④，蹂躏我禾稼，虔刘⑤我妇子，百姓嗟怨，呼天莫诉，五内抑郁，精气先伤。时令失正，邪慝内干，或戍亭障⑥，或筑城堡，或浚河渠，或修堤防，动大众，兴大役，司事者失御下之道，寒暑足以侵其体，饥渴足以贼其脏，劳苦足以疲其筋骨，而且思虑伤脾，恐惧伤肾，忿怒伤肝，忧思伤心，于

---

① 律吕：古代校正乐律的器具。用竹管或金属管制成，共十二管，管径相等，以管的长短来确定音的不同高度。从低音管算起，成奇数的六个管叫作"律"，成偶数的六个管叫作"吕"，合称"律吕"。

② 燮理：协和治理。

③ 乖方：违背法度，失当，反常。

④ 弄弋潢池："弋"当作"戈"。弄戈潢池，即潢池弄兵，此处指叛乱、造反。语出《汉书·循吏传·龚遂》："海濒遐远，不沾圣化，其民困于饥寒而吏不恤，故使陛下赤子盗弄陛下之兵于潢池中耳。"

⑤ 虔刘：劫掠，杀戮。出自《左传·成公十三年》："芟夷我农功，虔刘我边陲。"

⑥ 亭障：古代边塞要地设置的堡垒。

邑①伤肺。当是时也，运气之相值，或有偏衰偏盛之处，皆足致灾，有不待三年者。盖疫也者，郁也。五行郁则求伸，五脏郁则求舒。其郁既甚，其发必暴。郁则伤己，发则伤己之所胜。重伤其脏，而疫斯盛矣。是知刚柔失守，三年来复，为天运之戾气。而血气耗越，召殃招尤，为人事之失调也。不稔刚柔之义，则五行迷瞀，治疗无方；不识人事之说，则妄测天运，施治寡效。昔金末造②，元兵南下，汴都戒严解围之后，京师大疫，东垣先生制普济消毒饮，全活甚众，是真得天时人事之全者。至《内经》所载避疫之法及方，系后人傅会增附，未足据用。愚谓避疫之法，无过塞精固气，寡欲清心，为渡世之津梁，御灾之秘钥。盖人定胜天，而五行之戾气，罔敢干焉。若疫将发而思豫③却之方，当求诸运气及人事所以化疫之由，而折其胜气，资其化气，乃克有济。如执一术以求吻合，吾恐操刀而学割④，其伤人必多也。

## 运气总论

在昔洪荒肇启，历度未彰，天以无心而成化，人以顺受而得正。沿至轩皇，风气渐开，疾疢间作，乃警乃咨，延访廷臣，惟岐伯、雷公、鬼臾区⑤诸贤圣不惮烦赜⑥，缕述条陈，而五运

---

① 于邑：亦作"于悒"。忧郁烦闷。《楚辞·九章·悲回风》："伤太息之愍怜兮，气于邑而不可止。"王逸注："气逆愤懑，结不下也。"

② 末造：末世，末代。

③ 豫：预备，事先做准备。也作"预"。

④ 操刀而学割：指学问、经验、技艺尚未成熟的人。语出《左传·襄公三十一年》："今吾子爱人则以政，犹未能操刀而使割也，其伤实多。"

⑤ 鬼臾区：即鬼臾区，又作"鬼容区"，号大鸿。传说中上古医家，黄帝臣，曾佐黄帝发明五行，详论脉经，于《难经》究尽其义理，以为经论。

⑥ 烦赜：复杂深奥。

六气之说以明。如《六节藏象》《天元纪》《五运行》《六微旨》《六元正纪》《气交变》《至真要》《五常政》诸论，连篇累幅，旨深词奥，其间正变盛衰之义，不下千百条。愚者昧焉，废而不讲，而拘墟①之流，执其一端，不能会通，用多窒碍。是皆未达运气之大旨，而徒事枝节之末务者也。《经》曰：得其要者，一言而终。不知其要，流散无穷。然则欲穷运气之说，当求至简至要之方矣。

《经》曰：有余而往，不足随之；不足而往，有余从之。言气运之迭为消长也。未至而至，此谓太过，则薄其所不胜，而乘其所胜，命曰气淫。至而不至，此谓不及，则所胜妄行，而所生受病，所不胜薄之，命曰气迫。太过、不及之外，复有平气之纪，盖太过有制，不及得助也。然太过之岁，其气专一，即非有制，而施其正化，不必致疾。惟亢则害，斯承乃制耳。不及之岁，胜己者来兼化，其气较弱，又且驳杂不纯，其生变也，较太过之岁为多。和则为化为政，气之常也；不和则为胜为复，气之变也。胜甚则复甚，胜微则复微。岁运太过，则运星北越，畏星失色而兼其母。气相得则各行以道，不及则色兼其所不胜。太者之至徐而常，少者之至暴而亡。《六元正纪大论》曰：天气不足，地气随之；地气不足，天气从之。运居其中而常先也。恶所不胜，归所和同。随运归从而生病也。故上胜则天气降而下，下胜则地气迁而上。胜多少而差其分，微者小差，甚者大差，甚则位易气交，易则大变生而病作矣。

《大要》②曰：甚纪五分，微纪七分，其差可见，此之谓

---

① 拘墟：亦作"拘虚"，比喻孤处一隅，见闻狭隘。语本《庄子·秋水》："井蛙不可语于海者，拘于虚也。"

② 大要：即《素问·至真要大论》。

也。数之始起于上而终于下，岁半之前，天气主之；岁半之后，地气主之；上下交互，气交主之。谓司天主上半年，在泉主下半年，中运主三气、四气之交也。夫六气之用，各归不胜而为化。故太阴雨化，施于太阳；太阳寒化，施于少阴；少阴热化，施于阳明；阳明燥化，施于厥阴；厥阴风化，施于太阴。各命所在之方月征之：风温春化同，热曛夏化同，燥清烟露秋化同，云雨昏埃长夏化同，寒气霜雪冰冬化同。

胜与复同。其岁有不病而脏气不应不用者，天气制之，气有所从也。火司天而金从木眚①，木司天而土从水眚，水司天而火从金眚，金司天而木从土眚，土司天而水从火眚，亦惟岁气弱而天气强为然，否则不必尔矣。主胜逆，客胜从，高者抑之，下者举之，有余者折之，不足者补之，佐以所利，和以所宜，必安其主客，适其寒温，同者逆之，异者从之。六气之胜，则所胜者伤，脏气应焉，复亦如之。胜复之作，动不当位，或后时而至，衰盛异也。寒暑温凉，盛衰之用，其在四维，差凡三十度也。胜气未尽，复而再胜；复气未尽，胜而再复，必相当而后已。

五郁之见，皆有先兆：土郁之发，云横天山，蜉蝣生灭，其气四；金郁之发，山泽焦枯，土凝霜卤，其气五；水郁之发，太虚深玄，气犹麻散，微见而隐，色黑微黄；木郁之发，长川草偃，柔叶呈阴，松吟高山，虎啸岩岫；火郁之发，华发水凝，山川冰雪，焰阳午泽，其气四。木发无时，水随火也。然此亦惟五运之郁如是。

若兼齐二化，及六气之胜复，则不能拘定。盖胜气多属前

---

① 眚（shěng）：减弱，削弱。

三气，复气多属后三气。或亦有待主客之气而发者，所谓当其时则甚也。胜为本年天度之灾变，其机难测。复则可操券而待矣。主客之气，虽胜无复，时过则已，谓六步之转换也。

运气相临，不期而至，验之之法，无过天星、脉应、物产、气候数者。水曰辰星，火曰荧惑，木曰岁星，金曰太白，土曰镇星，气盛则明，衰则暗。厥阴之至其脉弦，少阴之至其脉钩，太阴之至其脉沉，少阳之至大而浮，阳明之至短而涩，太阳之至大而长。至而至者，和；至而不至，来气不及；未至而至，来气有余也。木应肝，其主目，其谷麻，其果李，其实核，其虫毛，其畜鸡，其色苍，其味酸，其音角。火应心，其主舌，其谷麦，其果杏，其实络，其虫羽，其畜羊，其色赤，其味苦，其音徵。土应脾，其主口，其谷稷，其果枣，其实肉，其虫倮①，其畜牛，其色黄，其味甘，其音宫。金应肺，其主鼻，其谷稻，其果桃，其实壳，其虫介②，其畜马，其色白，其味辛，其音商。水应肾，其主二阴，其谷豆，其果栗，其实濡③，其虫鳞，其畜彘，其色黑，其味咸，其音羽。木应春，其气端，其用曲直，其化生荣，其政发散，其候温和，其令风。火应夏，其气高，其用燔灼，其化蕃茂，其政明曜，其候炎暑，其令热。土应长夏，其气平，其用高下，其化丰满，其政安静，其候溽蒸，其令湿。金应秋，其气洁，其用散落，其化坚敛，其政劲肃，其候清切，其令燥。水应冬，其气明，其用沃衍，其化凝坚，其政流演，其候凝肃，其令寒。气平则各应其所属，盛则兼其所胜，衰则兼所不胜焉。六气之化，配乎五运，故少阴不

---

① 倮：赤体。旧称无羽、无鳞甲蔽身的动物为"倮虫"。又指人。
② 介：按介、甲同义，为甲壳之意。此指有甲壳的虫类。
③ 濡：沾湿，润泽。

司岁运之气化，亦以君火为万化之本，尊无不统，不屑屑于纪岁也。然六步之中，未尝不分司其事。第热之与火，微分浅深。少阴所至，为暄，为舒荣，为形见，为热生，为飞羽。少阳所至，为炎暑，为行出，为蕃鲜，为火生，为薄翼。君位臣则顺，臣位君则逆。君火以明，相火以位，为稍异焉耳。即此以观，生克制化之理，盈余消息之几，可微会而得。若求其病之迹象、与证之繁琐，当更考本经原文，而潜心探索之，尺幅之中未能遍及也。

### 附：化数生成说

《经》曰：太过者，其数成；不及者，其数生。故五太之年，化必成数；五少之年，化必生数也。惟戊寅、戊申二太徵年用生数。土言生数，不言成数者，土即地也，有地即有土矣，不待十数而始成也。司天在泉仿此。辰戌之纪，司天之化用成数，惟二庚年用生数，在泉皆用生数，土故也。卯酉之纪，司天之化用成数，惟二乙年用生数；在泉乙癸四年用生数，丁己辛六年用成数。寅申之纪，司天之化用生数，惟二庚年用成数；在泉戊庚丙用生数，壬甲用成数。丑未之纪，司天之化皆用生数，土故也；在泉用生数，二乙年用成数。子午之纪，生成间化，壬甲丙六年属生数，戊庚四年属成数，司天在泉同。巳亥之纪，亦生成间化，丁己辛六年上生而下成，癸乙四年，上成而下生。《经》所云寒化六、寒化一者，以五行生成之数言之。化属生数者，其气未盛，其用未宏，故其化微。化属成数者，其气已壮，其用大光，故其化甚。然其间应成而反生，应生而反成，变化错综，莫可端倪。求之六气盛衰之迹，多有未合。盖天地之阴阳，有非可按部推测者矣。

## 流年灾宫说<sub>九宫见前图</sub>

经于五少之年，必著灾宫，己年灾五宫，乙年灾七宫，丁年灾三宫，辛年灾一宫，癸年灾九宫。谓本年气弱，则所胜者灾之。惟二、四、六、八四隅宫，经不言灾。然以理揆之，五正有灾，四应何独不然。窃意太过之年，经不言灾，而亢则有害，岂无方位？即五少之例推之，五太必灾其所胜之宫，或灾其应宫。无应宫，则灾正宫。如木太过，则灾二宫、五宫、八宫。火太过，则灾六宫、七宫。土太过，则灾一宫。金太过，则灾三宫、四宫。水太过，则灾九宫。制则灾其本宫。不及之年，胜则灾其本宫，复则灾其胜己之宫，或正宫，或应宫。九宫有灾，始与大造①无私之意相符。《经》不言者，举一可以隅反也。第灾宫之说，往往不验。盖时际升平，环宇遍蒸和煦，而运遭百六，幽遐共患艰虞，元运有盛衰，又非灾宫之说所得拘矣。至如应灾每宫，而反灾他宫者，此或三年被郁而发于今年，或本年六气偏胜，各有方月推验之法，不在此例。

---

① 大造：指天地，大自然。

# 六气方月图

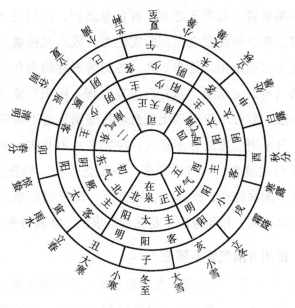

## 方月图说

《经》之言运气详矣。即其说而推之，往往不验。盖天下之大，不下万余里。或南旱而北水，或西热而东寒。气候不齐，灾祥各别。同在六合之中，五运司岁，宁有彼此之殊；六步纪功，应无参差之验。而不侔若此，遂谓运气之说不足凭信，是皆未达方月之旨而寻其究竟也。《经》曰：六气之用，各归不胜而为化，各命其所在以征之。以主气言，厥阴初气居东北，二气少阴居东南，三气少阳居正南，四气太阴居西南，五气阳明居西北，六气太阳居正北，方月之有常者如是。假如子午年少阴司天，则太阳在东北为初气，厥阴在东南为二气，少阴在正南为司天，太阴在西南为四气，少阳在西北为五气，阳明在正北为在泉，客气之方月如是。若归所不胜而为化，则客气之太阳寒化，当施于正南少阴、西北少阳之位，或施于主气少阴、少阳之位，候之当在初气六十日内。下五气仿此。至天灾流行，有非可一端求者。有司天之灾，有在泉之灾，有间气之灾，有中运之灾，有三年郁发之灾。所灾之方，或六气所属，或五运所主，或十二辰所指。月亦如之，各归所不胜而为化，此其大较也。然《经》之所著，乃五行生克之理，阴阳胜复之义。言理而不言数，数有不应而理无或息。气变则无方不可灾，无时不可灾。气平则应灾之方不必灾，应灾之月不必灾。学者当于临时验五行之盛衰，六气之强弱，病证之形势，脉法之应否。上观天星，俯察物产，按其方，定其月，即理以征数，庶乎得之。如拘执经文，按年豫决，是犹刻舟求剑、守株待兔之智也。

**附：山川方隅气候不同论**

《经》曰：天不足西北，左寒而右凉；地不满东南，右热而左温。高者气寒，下者气热。崇高则阴气治之，污下则阳气治之。阳胜者先天，阴胜者后天。此地理之常，生化之道也。王氏以中原之地剖为三分，以南北言，其一者自汉蜀江至南海，二者自汉江至平遥县，三者自平遥北山至蕃界北海。南方大热，中分寒热兼半，北分大寒。南北分外，寒热尤极，大热之分其寒微，大寒之分其热微。以东西言之，其一者自汧源县西至沙州，二者自开封县西至汧源，三者自开封县东至沧海也。东分大温，中分温凉兼半，西分大凉。大温之分，其寒五分之二；大凉之分，其热五分之二；温凉分外，温凉尤极，变为大暄大寒也。以气候验之，自开封至汧源，气候正与历候同。自开封东行校之，每一百里，秋气至晚一日，春气至早一日。自汧源西行校之，每四十里，春气发晚一日，秋气至早一日。南行、北行，莫不皆然。愚谓气候道里之说，未必尽准，而崇卑高下地里之偏胜，天气亦因而异其化，则有确不可易者。以中宫之寒，见于坎宫则为不及，见于离宫则为太过；中宫之热，见于坎宫则为太过，见于离宫则为不及。温凉如之，四隅从同。故每宫之地，分为小九宫，其寒热温凉之辨，义亦相通。即一郡一县，高下悬殊，何独不然。要而言之，西北多山，东南多水。西北多燥，东南多湿。高山多雪，平川多雨。高山多寒，平川多热。五行偏治，六气淫胜，有由来矣。他如东方鱼盐之域，滨海傍水，民食鱼而嗜咸。西方沙石之域，水土刚强，民陵居而多风。北方地高陵居，风寒水冽①，民乐野处而乳食。南方地下水土弱，雾露之所聚，民嗜酸而食胕。方域既殊，赋禀各别，性情囿于嗜好，血气安于习俗，而疾病之中人因之。然西北之地未尝无水，东南之地未尝无山。南方多热，不无水土偏寒之方。北方多寒，不无气候偏温之邑。况一山之巅，面南则热，面北则寒。一水之涯，阳方则温，阴方则凉。小而验诸数十里之近，大而征诸万余里之遥，其象不同，其义则一。关津②之所樊界，山谷之所阻隔，封疆之所剖划，道里之所毗连，皆所以分畛域而异风土也。世之医士，足不出乎州郡，而欲以身历之境，著书立说，播之天下，传之后世，以一概百，以近概远，吾未见其有济于世也。故不稔运气之说，则临事无定识。不明方隅之理，则拘墟而鲜通。学运气之学者，惟即方隅之不同，以求其与运气之相合，庶无缪举也夫！

---

① 水冽：水清而寒冷。
② 关津：水陆交通必经的要道，关口和渡口。泛指设在关口或渡口的关卡。

# 脉法部位

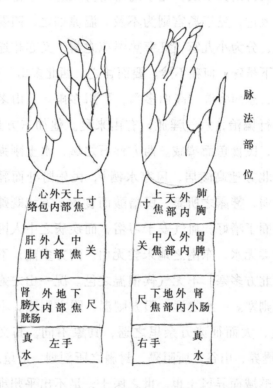

心外天上寸
络包内部焦

肝外人中关
胆内部焦

肾　外地下尺
膀大内部焦
胱肠

真　　左手
水

上天外肺寸
焦部内胸

中人外胃关
焦部内脾

下地外肾尺
焦部内小肠

右手　真
水

手太阳小肠，足太阳膀胱，手少阳三焦，

足少阳胆经，手阳明大肠，足阳明胃经。

手太阴肺经，足太阴脾经，手少阴心经，

足少阴肾经，手厥阴心包络，足厥阴肝经。

左尺以候水，右尺以候火。

大肠从金，膀胱从水，亦候于左尺。

小肠属火，亦候于右尺也。

五脏合五行，属阴：

肾水癸，心火丁，肝木乙，肺金辛，脾土己，心包络亦作丁。

六腑，属阳：

胃戊，胆甲，大肠庚，小肠丙，膀胱壬，三焦亦作丙。

十二经配天干歌：

甲胆乙肝丙小肠，丁心戊胃己脾乡，庚属大肠辛属肺，壬属膀胱癸肾藏，三焦阳腑须归丙，包络从阴丁火旁。

## 脉　说

《难经》曰：三部者，寸、关、尺也。九候者，三部之浮、中、沉也。盖肺朝百脉，十二经虽不尽走手，而无不现于气口之动脉，后世因之以为诊家捷法。寸为阳，为上部。左寸，心部也，其候在心与心包络。右寸，肺部也，其候在肺与胸中，主头项以至心胸之分。关为阴阳之中，为中部。左关，肝部也，其候在肝胆。右关，脾部也，其候在脾胃，主脐腹、胠胁之分。尺为阴，为下部。左尺，肾部也，其候在肾与膀胱、大肠。右尺，三焦部也，其候在肾与三焦、命门、小肠，主腰、足、胫、股之分。三部中各有三候，三而三之，是为九候。浮主皮肤，候表及腑；中主肌肉，以候胃气；沉主筋骨，候里及脏。

《经》曰：察九候，独小者病，独大者病，独疾者病，独迟者病，独热者病，独寒者病，独陷下者病，此七诊之义也。厥阴之至，其脉弦；少阴之至，其脉钩；太阴之至，其脉沉；少阳之至，大而浮；阳明之至，短而涩；太阳之至，大而长，此六气之脉也。春脉如弦，夏脉如钩，秋脉如浮，冬脉如石，此四时之脉也。平人之常气禀于胃，无胃者逆，逆者死。胃者，长夏之脉，微软而和。故弦钩毛石，必得胃气，始为平脉。但弦、但钩、但毛、但石，即真脏脉见。而不弦、不钩、不毛、不石，亦为谷气不至也。《脉要》曰：春不沉，夏不弦，秋不数，冬不涩，是谓四塞，谓失所生之气也。沉、弦、数、涩甚，曰病，是又进一解矣。

《脉经》论脉止二十四种，《脉诀》亦然。其中长、短、数、散四种，或弃或取。余谓脉无定数，惟即其脉而象之，而名以立焉。占病之法，又在诊者之活变而善悟，不可执一端而遽①定其表、里、寒、热、虚、实也。如浮脉，举之有余，按之不足，其病在表。然浮而有力为洪，无力为芤，迟大为虚，柔细为濡，概言表可乎？沉脉，重手按至筋骨乃得，其病在里。然有力为实，无力为虚，亦有寒邪外感，脉见沉紧者，可概言里乎？迟脉一息三至，去来极慢，决为寒矣。然亦有浮迟、沉迟、兼滑、兼细之别，可一例施乎？数脉一息六至，俗以为热矣。然迟冷、数热之说，《内经》未言。凡寒邪外感，必暴见数紧；阳虚阴虚，或见细数无力，或见数而弦滑；惟洪滑有力者为真热，可妄言热乎？至于来盛去衰为洪，阳实阴虚、气实血虚之象也。浮沉皆得大而长、微弦为实，洪滑有力为诸实热等证。沉弦有力为诸痛滞等证也。前却流利，如珠应指，为滑，多为痰壅之象，过甚则为邪热。细而迟，短且散，如轻刀刮竹，如雨沾沙，为涩，为气血俱虚之候。按之不移，如张弓弦为弦，为肝邪也。浮大而软，按之中空，两边实，为芤，为失血也。来往有力，坚抟抗指，为紧，乃阴邪搏激之候。小驶于迟，一息四至，应指和缓，往来甚匀，为缓，为温疟初退之象。轻诊则见，重按如欲绝者，微也；往来如丝，而常有者，细也，皆阴阳俱虚也。弦而兼芤，如按鼓皮，革也；似沉似伏，实大微弦，牢也。革浮牢沉，革虚牢实。革为失血，牢为里实也。极

---

① 遽：同"遂"。

软而浮细，为濡；极软而沉细，为弱。濡为血虚，为伤湿；弱为气虚，为阳陷。又如过于本位，为长，主有余之病；不及本位，为短，主不及之病。迟大而软，按之无力，为虚；涣漫不收，无统纪，无拘束，为散。虚为血虚，散为气血败散也。重按著骨，指下截动者，为伏，主腹痛及伤寒将汗之候。数见于关，如豆大而无头尾，厥厥动摇者，为动，主阴阳相搏为痛为惊之象。去来数，时一止复来，为促，主阳盛之病。去来缓，时一止复来，为结，主阴盛之病。至于代脉之义，又非一端。有脉本平匀，而忽强忽弱者，乃形体之代，非谓止也。有胃气者生，无胃气者死。又若脾主四季，而随时更代者，乃气候之代，亦非止也。惟《根结篇》曰：五十动而不一代者，五脏皆受气；四十动一代者，一脏无气；三十动一代者，二脏无气；二十动一代者，三脏无气；十动一代者，四脏无气；不满十动一代者，五脏无气，予之短期。此至数之代也。其间似是而非，动多模糊，惟在以意逆之，取其相似者参酌，而定以主名，而后得脉之真是。否则拘墟寡当，鲜不败乃事矣。

　　二十七脉之说，似可该脉之情态矣，以言乎诊家之大法，尚为未尽。盖脉之数有限，而病之情无穷。一脉不止一病，而一病或兼数脉。后世方书家因病以方方，而附会脉诀以合之。其实证与脉违，贻误匪浅。夫脉之理微，未易凭信，故古人言脉，必曰脉色。或为色泽，或为色夭，青、黄、赤、白、黑主五脏之病，而《内经》必视其尺之色。脉急者，尺之皮肤亦急；脉缓者，尺之皮肤亦缓；大、小、滑、涩亦莫不然。《灵枢·论疾诊尺篇》[①] 论之尤详，所当参考。望其色矣，复闻其声。声

---

　　① 灵枢论疾诊尺篇：原作"灵枢篇疾诊尺篇篇"，据《灵枢》改。

洪亮者为阳、为热、为有余；声微弱者为阴、为寒、为不足。而宫、商、角、徵、羽五音配乎五脏，即其音所偏而知其脏之所害。此又一法也。他若内因、外因、不内外因，或起于数载之前，或起于数日之内，或寒，或热，或饱闷，或善饥，或某时疼痛，或某肢不利，惟凭问以明也。然三者之杂取，终必于切而决焉。是分之，则切为四诊之一；而合之，则切为四诊之大成也，可轻言脉哉？后世言脉家，有以春、夏、秋、冬四时之脉为四诊者，有以形体、至数、举按、去来为四诊者，有以四方风土高寒卑湿为四诊者。以余观之，皆当采用。而鄙义更有四诊之说问之同志：一曰会神，二曰审时，三曰宗理，四曰参究。盖脉以神气为主，得神者昌，失神者亡。同一脉证，而有神、无神之后效，判然霄壤。况脉之体状，迟与缓相似，沉与实相似，芤与革相似，弱与虚相似。若此者，比比皆然，其间辨别，惟在一点神气。诊者以己之神，会脉之神，以脉之神，定脉之名，而后病证有确见也。脉各有时，六十首王之说，谓冬至后六十日少阳王，又六十日阳明王，又六十日太阳王，又六十日太阴王，又六十日少阴王，又六十日厥阴王也。又如主运、客运起于大寒，每运各司七十二日，主气、客气亦起于大寒，每气各司六十日，或为南政，或为北政，值何时会，应得何脉，岁气天和，在所当审。又有神与形色相谬，而与天和、王时又不能相印合者，只得决之以一定之理。盖斯病不应有斯脉，斯脉不应见斯时，会神审时，大费周章。然脉有百端，而理惟一致，或舍证从脉，或舍脉从时，惟求理足，不尚牵合。《经》曰：天地之变，无以脉诊。此之谓也。其有理解难明者，则当博稽诸说，参互考订，以曲尽病之情态。《素问》《灵枢》、扁鹊、仲景外，如王叔和《脉经》、戴同父《脉诀刊误》，及近时李濒湖《脉学》、张叔承《六要诊法》，皆所当切究，而撮其精也。备此四法，则庶乎无操刀学割之讥矣。

上古诊疾之法，人迎、寸口分候阴阳。人迎，足阳明胃脉，在喉之两旁，非后世之误为左为人迎者也。《经》曰：人迎一盛，病在足少阳；一盛而躁，病在手少阳。人迎二盛，病在足太阳；二盛而躁，病在手太阳。人迎三盛，病在足阳明；三盛而躁，病在手阳明。人迎四盛，名曰溢阳，溢阳为外格。脉口一盛，病在足厥阴；一盛而躁，病在手心主。脉口二盛，病在足少阴；二盛而躁，病在手少阴；脉口三盛，病在足太阴；三盛而躁，病在手太阴。脉口四盛，名曰溢阴，溢阴为内关。人迎、寸口俱盛四倍以上，命曰关格，关格者，与之短期。故泻表补里，泻里补表如肝与胆，胃与脾之类。阳病则二泻一补，阴病则二补一泻。其法简而易明。又轩岐脉法，三部而各三候之。上部天，两额之动脉，颔厌之分，足少阳之所行。上部地，两颊之动脉，地仓、大迎之分，足阳明之所行。上部人，耳前之动脉，和髎之分，手少阳之所行。中部天，手太阴也，在经渠之次。中部地，手阳明也，在合谷之次。中部人，手少阴也，在神门之次。下部天，足厥阴也，五里之分，女子取大冲。下部地，足少阴也，太溪之分。下部人，足太阴也，箕门之分。大都手之三阴，从脏走手；手之三阳，从手走头；足之三阳，从头走足；足之三阴，从足走腹。故人迎以候阳，寸口以候阴。三部之天、地、人以候一身之气。分而候之，脉之真体乃得。后世并十二经脉皆决于寸口，法则捷而指愈晦矣。世有奇杰之士，取则先民，即委而穷源，吾所深望也夫！

# 六气本标中图

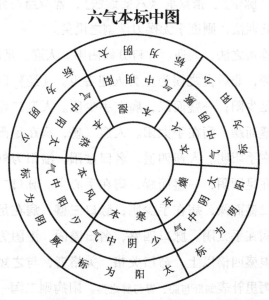

风、寒、热、湿、火、燥为本，三阴、三阳为标，相为表里者为中气，义出《六微旨》。

# 本标中气从化图

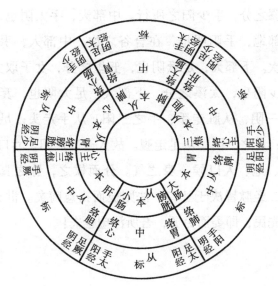

脏腑为本，居里；十二经为标，居表。表里相络为中气。前图言天气，此图言人身也。

## 六气本标中从化解<small>附治病标本说</small>

少阳、太阴从本，少阴、太阳从本、从标，阳明、厥阴不从标本，从中气也。《至真要大论》云：夫少阳、太阴从本者，以少阳本火而标阳，太阴本湿而标阴，标本同气，故当从本。不言中气者，少阳之中，厥阴木也，木火同气，木从火化矣；太阴之中，阳明燥也，土金相生，燥从湿化矣，故不从中也。少阴、太阳从本、从标者，以少阴本热而标阴，太阳本寒而标阳，标本异气，故或从本，或从标。不言中者，少阴之中，太阳水也，太阳之中，少阴火也，同于本则异于标，同于标则异于本，故不从也。至阳明、厥阴不从标本，从乎中者，以阳明之中，太阴湿土也，亦燥从湿化矣；厥阴之中，少阳火也，亦以木从火化矣，故不从标本而从中气也。归六气于火湿，总万象于阴阳，是诚顺时诊疾之大法矣。夫百病之起，有生于本者，有生于标者，有生于中气者，有取本而得者，有取标而得者，有取中气而得者，有取标本而得者，有逆取而得者，有从取而得者，而总以治本为急务。惟中满及大小便不利，则不论标本而先治之。外此未闻焉。是故病发而有余，先治其本，固其脏气之虚者，客病虽强，不能伤其真元，诚为至当不易之法。惟病发而不足，则先治其标，亦以客邪易退，脏气可徐徐而复，故先标而后本也。谨察间甚，以意调之，间者并行，甚者独行，遵经施治，自无谬误。世之医者，动曰急则治其标，胡弗取《灵》《素》而详观之也。

## 十二经气血多少歌

阳明多血兼多气，太阳厥阴少气行，二少太阴单少血，六经气血本天成。

# 十二经脏腑图

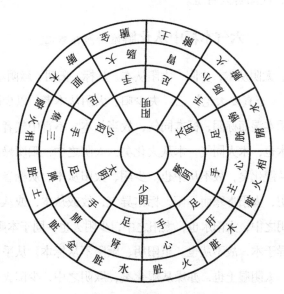

# 十二经脏腑表里图

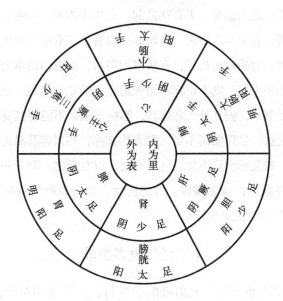

## 六气十二经相病说 附传经说

十二经相为表里，以其经络相通，此病则可移于彼，彼病亦可移于此。如肺络大肠，大肠亦络肺之类是也。而六气之相病，亦莫不然。如太阳与太阴为夫妇，太阳之气方张，而太阴之经不配，是为夫制其妇。太阴之气方张，而太阳之经不配，是为妇凌其夫。阳明与厥阴亦为夫妇，少阳与少阴亦为夫妇，其义亦然。即太阳与厥阴、少阴，阳明与少阴，亦有夫妇之义焉。或气盛而经衰，或经盛而气衰，因相犯而为病。惟阳明与太阴，少阳与太阴、厥阴，阳少阴老，无相配之义焉。其有少阴、厥阴气至，而太阴不配，则为妾加于妻；少阳、阳明气至，而太阳不配，则为弟忤其兄，亦见为病。惟少阳与少阴，又有君臣之别，君强臣弱则安，君弱臣强则危，故相火气盛而君火经弱，往往有杌陧①不安之象，又非第夫妇之谓矣。十二经配乎五行，相顺而生，母肥则子壮，母瘦则子弱，故虚则补其母，实则泻其子。然亦有子实而母弱者，母为子而泄气太过也，则又当泻其子而补其母。母实而子弱者，母气壅而不能哺其子也，则又当泄其母而养其子。子母递嬗，生克互用，或母育子腹，或子食母气，精义无穷，具详五行论内。至有病经相近，则有移病之说，如肺为诸脏华盖，有系通于心肝；心居肺管之下，膈膜之上，有系通于肾、肝、脾；脾与胃同膜，而附其上之左；胃之下口，即小肠上口；小肠下口，即大肠上口；小肠下口为水分穴，稍偏为膀胱，上际当大肠之前，有下口无上口，水液别回肠，随气泌渗而入；肾系通于心，而上连于髓海；心包络一名手心主，即经之所谓膻中，在心横膜之上，有细筋膜如丝，而与心肺相连；肝居膈下，其系上络心肺；胆在

---

① 杌陧（wùniè 误聂）：局势不安貌。

卷二
六一

肝短叶之间；三焦为人身三元之气，总领五脏六腑、营卫经络、内外左右上下，而灌溉宣导于周身者也。故病浅则病其本官，甚则移于他官。医者识其本病，而兼悉其相移之故，则病无遁情矣。至经所谓肾移寒热于脾，脾移寒热于肝，肝移寒热于心，心移寒热于肺，肺移寒热于肾，胞移热于膀胱，膀胱移热于小肠，小肠移热于大肠，大肠移热于胃，胃移热于胆，胆移热于脑，皆由气厥之故，具载《素问·气厥篇》，所当参考。至伤寒传经之说，《经》谓：伤寒一日，巨阳受之；二日，阳明受之；三日，少阳受之；四日，太阴受之；五日，少阴受之；六日，厥阴受之。先自三阳之表，后入三阴之里，此阴阳先后之常序也。然观东垣曰：太阳者，巨阳也，膀胱经病。若渴者，自入于本也，名曰传本。太阳传阳明胃土者，名曰巡经传。太阳传少阳胆木者，名曰越经传。太阳传少阴肾水者，名曰表里传。太阳传太阴脾土者，名曰误下传。太阳传厥阴肝木者，名曰巡经得度传。又陶节庵曰：风寒之初中人也，无常，或自太阳始，日传一经，或有间经而传者，或有传至二三经止者，或有终始只在一经者，或有越经而传者，或有初入太阳便入少阴而成阴证者，或有直中阴经而成寒证者。又有两经、三经齐病不传者，为合病；一经先病未尽，又过一经之传者，为并病。所以有太阳、阳明合病，有太阳、少阳合病，有少阳、阳明合病，有三阳合病。三阳若与三阴合病，即是两感，所以三阴无合并例也。经言其常，二子言其变，学者通观而详察之。或宜汗，或宜泻，或宜补阴以发表，或宜扶正以驱邪。虚实既辨，经脉无舛，证虽百变，理惟一致耳。不知乎此，而疑寒疑热，疑阴疑阳，吾恐其动辄贻疚也。

## 经络相交

十二经络，始于手太阴，其支者交于手阳明，手阳明之支者交于足阳明，足阳明之支者交于足太阴，足太阴之支者交于手少阴，手少阴无支者，直自本经交于手太阳，手太阳之支者交于足太阳，足太阳之支者交于足少阴，足少阴之支者交于手厥阴，手厥阴之支者交于手少阳，手少阳之支者交于足少阳，足少阳之支者交于足厥阴，足厥阴之支者行督任二脉，下注肺中，而复交于手太阴也。

## 奇经八脉略

人身有经脉、络脉。直行曰经，经凡十二。经之络于别经者为络，络凡十六。盖十二经各有一络，而足太阴络曰公孙，复有脾之大络曰大包，足阳明络曰丰隆，复有胃之大络曰虚里，并任络尾①翳、督络长强，为十六络。络之巨者曰大络，次曰别络，小曰孙络，皆正经之支流，而维络于周身者也。正经之外，复有奇经。正经之脉隆盛，则溢于奇经。犹夫沟渠水盛，溢而为湖泽，不拘制于正经，无表里配合，故谓之奇。凡八脉，阴维、阳维、阴跷、阳跷、冲、任、督、带也。阳维、阴维者，维络于身，溢蓄不能环流灌溉诸经者也。阳维起于诸阳之会，由外踝而上行卫分，与手足三阳相维，而足太阳、少阳则始终相联附者。寒热之证，惟二经有之，故阳维为病，亦苦寒热。阴维起于诸阴之交，由内踝而上行营分，交于三阴而与任脉同归，其病多属心痛，盖少阴、厥阴、任脉之气上冲而然。暴痛无热，久痛无寒，按之少止者为虚，不可按者为实。阴跷者，足少阴之别脉，阳跷者，足太阳之别脉，皆出于足外踝，上属于目内眦。阳跷在肌肉之上，阳脉所行，通贯六腑，主持诸表。阴跷在肌肉之下，阴脉所行，通贯五脏，主持诸里。阴跷为病，阴急则阴厥、胫直，五络不通。

---

① 尾：原作"屏"，据文义改。

阳跷为病，阳急则狂走、目不昧。阴病则热，阳病则寒。《素问·缪刺篇》曰：邪客于足阳跷之脉，令人目痛，从内眦始。《灵枢经》曰：目中赤痛从内眦始，取之阴跷。又曰：阴跷、阳跷，阴阳相交，阳入阴，阴出阳，交于目锐眦。故卫气留于阴，不得行于阳，则阴盛而阴跷满，阳气虚则目闭。卫气留于阳，不得入于阴，则阳盛而阳跷蹻，阴气虚则目不瞑也。治当补其不足，泻其有余，以通其道而去其邪而已。冲为经脉之海，又曰血海。其脉与任脉皆起于少腹之内胞中，其浮而外者上行络于唇口。足少阴肾脉与冲脉合而盛大，故曰太冲。《难经》曰：冲脉为病，逆气而里急。当随寒热虚实治之，不可妄行汗、下也。任为阴脉之海，任卫之别络曰尾翳，下鸠尾，散于腹。实则腹皮痛，虚则痒搔。《素问》曰：任脉为病，男子内结七疝，女子带下瘕聚。督乃阳脉之海，其脉起于肾下胞中。其别者，自长强走任脉。任督二脉，一源二歧，一行于腹，一行于脊。人身之有任督，犹天地之有子午也。《素问》曰：督脉实则脊强反折，虚则头重。带脉起于季胁，围身一周，如束带然。带之为病，腹满溶溶，如坐水中，妇人小腹痛，里急后重，癥疝，月事不调，赤白带下。冲、任、督三脉，同起而异行，一源而三歧，皆络于带脉。因诸经上下往来，或有凝涩，卫气下陷，滞于带脉之分，蕴酿而成病，赤白以时下，或由诸经湿热，或由下元虚冷，子宫湿淫，或由思慕无穷，发为白淫者。执赤热白寒之说，则贻误千秋矣。

　　按：阴维脉发于足少阴筑宾穴，会足太阴、厥阴、少阴、阳明于府舍，又会足太阴于大横、腹哀，又会足厥阴于期门，与任脉会于天突、廉泉。阳维脉发于足太阳金门穴，会足少阳于阳交，又会足少阳于居髎，上会手阳明、手足太阳于臂臑，与手少阳会于臑会、天髎，会手足少阳、足阳明于肩井，会手太阳、阳跷于臑俞，会手足少阳于风池，与手足少阳、阳明五脉会于阳白。阴跷者，足少阴之别脉，上行属目内眦，与手足太阳、足阳明、阳跷五脉会于睛明而上行。阳跷者，足太阳之别脉，会手太阳、阳维于臑俞，会手阳明于巨骨，会手阳明、少阳于肩髃，会手足阳明、任脉于地仓，同足阳明上而行巨窌，复会任脉于承泣，至目内眦，与手足太阳、足阳明、阴跷五脉会于睛明穴。冲与任同起少腹，其浮外者起于足阳明穴之气冲，会足少阴于气穴。任由少腹之内、会阴之分上行，同足厥阴、太阴、少阴并行腹里，循关元，会足少阳、冲脉于阴交，会足太阴于下脘，会手太阳、少阳、足阳明于中脘，上喉咙，会阴维于天突、廉泉，上颐，循承浆，与手足阳明、督脉会。督脉会少阴于股内廉，与手足三阳会合，上哑门，会阳维，入系舌本，至风府，会足太阳、阳维，同入脑中，至神庭，为足太阳、督脉之会，与任脉、足阳明交会而终。带脉起于足厥阴之章门穴，同足少阳带脉穴，又与足少阳会于五枢。奇经会于正经若干条，奇经会于奇经若干条。故正经之病，或流于奇经；奇经之病，亦通于正经。冲之病，或合于任；任之病，或兼乎督。学者当察脉审证，不可执一也。

## 奇经诊法

岐伯曰：前部横于寸口丸丸者，任脉也，动苦少腹痛，逆气抢心胸，拘急不得俯仰。三部俱浮，直上直下者，督脉也，动苦腰脊强痛，不得俯仰，大人癫，小儿痫。三部俱牢，直上直下者，冲脉也，动苦胸中有寒疝。前部左右弹者，阳跷也，动苦腰脊痛，癫痫僵仆，羊鸣，偏枯痹痹，身体强。中部左右弹者，带脉也，动苦少腹痛引命门，女子月事不来，绝继复下，令人无子，男子少腹拘急，或失精也。后部左右弹者，阴跷也，动苦癫痫，寒热，皮肤强痹，少腹里急，腰胯相连痛，男子阴疝，女子满不下。从少阴斜至太阳者，阴跷也，动苦颠仆羊鸣，手足相引，甚者失音不能言，肌肉痹痒。从少阳斜至厥阴者，阴维也，动苦癫痫僵仆羊鸣，失音，肌肉痹痒，汗出恶风。

　　按：气口一脉，分为九道，正经奇经，皆取诊焉，乃岐伯秘授黄帝之诀也。正经有三部九候之法，而奇经无传，故节录于此，以为诊家一助云。

# 药　说

　　一自炎帝尝药辨性，以前民用区以三品，共三百六十种，而疾苦得所疗焉。自是以降，品类日繁，注述日富，如弘景、苏恭、陈藏器及近时李濒湖诸家，搜罗入帙者不下万数。然品类愈繁，而考核愈难精一物也。而以为温者数家，以为凉者数家，以为甘者数家，以为酸者又数家，各执一说不相下。后世学者目迷五色，何所适从？余谓审药之法，凡列《神农经》者，遵经无疑。其在各家本草中，义惟一致者，自当从同。惟立论不一，而无可据者，则先会其立名之意。一物一名，有取其形者，有取其臭者，有取其味者，有取其性者，有取其义者，皆宜参互而考订之。其有名义莫解，而无从印证者，则当辨其色与臭味。五色、五臭、五味，皆应乎五行，五行应乎五脏六腑。凡物莫逃乎五行，五行各有其性，而为阴为阳判然两途。既得其五行之性，而复识其阴阳之所属，则甘、酸、辛、苦、咸、升降、寒热之分，皎然在目。又考其生之所自，孰得正气而生，孰得间气而生，孰得驳杂之气而生。而性之所近，或喜燥，或喜湿，或喜寒，或喜热，兼此数者，庶无大谬。至如诸书所传之品，其考察非不精到，而揆之今日，往往不合者，则时为之也。天地之气，应乎物产，天度日差而西，地气日动而南，以乾坤之清宁，尚有变易，而况于物乎？物之变者无他，纯者日薄，驳者日峻也。《本经》所载轻身延年神仙者，无虑数十种，今试服之，其效未必如此之神，而毒药之伤人，沾吻①而立殒，至今未艾。即此以观，而用药之道可知。况乎一物不产于一方，而一方即具有一性。优者无多，而劣者充肆。本草注其优之所长，而铺户则以劣者射利。粗工不稔药品，第据方书而用之，是犹纸上谈兵，而不识风云蛇鸟为何状者矣。夫牛溲、马勃，未尝不与参、芪同功，顾用之何如耳？地道不同，性情略似，优者可治重病，劣者用调轻疾。辨之之法，在按籍而核其形似气味，乃为得之。他如山陬海澨②之地，人户僻处，市侩往往以毫不相近之赝物，希觅蝇头，病家值此，视钩吻为黄精，啜之而不疑，其害可胜言哉。故立方之时，当审方隅之风气淳漓，市肆之采买远近，择便而用之，其贻误于斯民者，或稍从末减云尔！

对证发药之语，人人解道，第不知其所谓证者何证，而所谓药者何药也。夫药之寒热补泻之辨易明，而经络上下之用难晰。以太阳之品施之少阳之经，以少阳之品施之阳明之经，虽同一发表之味，而本经之邪不退，他经之表已虚，是为攻伐无过。推之十二经，莫不皆然。即药对经用，似可无憾，而药有升降清浊之不同，宜升而反降，宜清而反浊，亦为药不中病。是故知证而不知药，是犹知射而不知的也。或曰：古人遇一证，必立一方，证既审矣，按籍而用方，何误之有？呜呼！此庸医之所藉口，而世人隐受其毒而不知者也。古人去今几何时矣，其立方之时，三元运气之盛衰，果与今适合耶？五运太少之强弱，六气左右之分司，果与此日不殊耶？古人所生之地，果与吾今日施治之方隅不异？古人所用之药，果与吾今日所用之药之地道不错耶？且阳脏阴脏，各有偏胜，五行衰旺，体有分属，《内经》所以有二十五人之别，

---

① 吻：通"吻"，嘴唇。
② 山陬（zōu 邹）海澨（shì 是）：遥远偏僻的地方。

若二十五人同患一证，即同用一方，其尽合耶？亦不尽合耶？子舆①氏曰：能与人以规矩，不能使人巧。古人立方，不过与人以规矩而已，非谓为铁版注脚也。上古圣人井田封建，法制尽善，后人神明其意而用之，最为上理。若规规焉反今从古，鲜有不致决裂者。宁独用药而可执方乎？且药之为物，生生不穷，古人所用之品，有至今日而莫觅其种者矣。今日所出之品，有古人所莫识为何物者矣。如必执方，是神农、仲景而后无药也，有是理乎！况十步之内，必有香草，皆可储为药笼中物。而土产新鲜之品，功用较胜，胡弗与市肆者参用欤？近世庸工用药之谬，尤有大可怪者。古人注本草，或曰为外科之要药，或曰为女科之要药，原其本旨，无非便后学之采取，非截然分男、妇、内、外、大、小之科，谓不可通用也。今则分门别类，界划井然，痘疹疮疡诸家，所用之味不逾数十种，若为外此，非所应用者。而方家亦因之而不敢搀入，间见一通用者，必群然目笑之。亦乌知用药者用其性也，非因其科也。如若所云，是归、芍无与于男子，而乳、没无当于内证也。古人有知，恐亦嗤后人之愚，而悔其立说之赘矣。

## 药法摘录

《经》云：阴味出下窍，阳气出上窍。味厚者为阴，薄为阴之阳。气厚者为阳，薄为阳之阴。味厚则泄，薄则通，气薄则发泄，厚则发热。气味辛甘发散为阳，酸苦涌泄为阴。夫五味入胃，各归所喜攻，酸先入肝，苦先入心，甘先入脾，辛先入肺，咸先入肾。久而增气，物化之常也。气增而久，夭之由也。补上治上制以缓，补下治下制以急，急则气味厚，缓则气味薄。欲令脾实，气无滞，饱无久坐，食无太酸。肝苦急，急食甘以缓之。心苦缓，

---

① 子舆：即孟子。

急食酸以收之。脾苦湿，急食苦以燥之。肺苦气上逆，急食苦以泄之。肾苦燥，急食辛以润之，开腠理，致津液，通气也。肝欲散，急食辛以散之，用辛补之，酸泻之。心欲软，急食咸以软之，用咸补之，甘泻之。脾欲缓，急食甘以缓之，用苦泻之，甘补之。肺欲收，急食酸以收之，用酸补之，辛泻之。肾欲坚，急食苦以坚之，用苦补之，咸泻之。辛走气，气平无多食辛。咸走血，血病无多食咸。苦走骨，骨病无多食苦。甘走肉，肉病无多食甘。酸走筋，筋病无多食酸。是谓五禁。厥阴在泉，为酸化。少阴在泉，为苦化。太阴在泉，为甘化。少阳在泉，为苦化。阳明在泉，为辛化。太阳在泉，为咸化。木位之主，其泻以酸，其补以辛。火位之主，其泻以甘，其补以咸。土位之主，其泻以苦，其补以甘。金位之主，其泻以辛，其补以酸。水位之主，其泻以咸，其补以苦。厥阴之客，以辛补之，以酸泻之，以甘缓之。少阴之客，以咸补之，以甘泻之，以酸收之。太阴之客，以甘补之，以苦泻之，以甘缓之。少阳之客，以咸补之，以甘泻之，以咸软之。阳明之客，以酸补之，以辛泻之，以苦泄之。太阳之客，以苦补之，以咸泻之，以苦坚之，以辛润之。阴之所生，本在五味。阴之五宫，伤在五味。是故味过于酸，肝气以津，脾气乃绝。味过于咸，大骨气劳，短肌心气抑。味过于甘，心气喘满，色黑，肾气不衡。味过于苦，脾气不濡，胃气乃厚。味过于辛，筋脉沮弛，精神乃央。酸伤筋，辛胜酸。苦伤气，咸胜苦。甘伤脾，酸胜甘。辛伤皮毛，苦胜辛。咸伤血，甘胜咸。肥者令人内热，甘者令人中满。

# 卷　三

## 木　运　年

**壬子**少阴司天，中运太角，阳明在泉，木齐金化，两尺不应

初气大寒交主厥阴，客太阳，二气春分交主少阴，客厥阴，三气小满交主少阳，客少阴，四气大暑交主太阴，客太阴，五气秋分交主阳明，客少阳，终气小雪交主太阳，客阳明。

初运大寒交主少角，客太角，二运春分后十三日交主太徵，客少徵，三运芒种后十日交主少宫，客太宫，四运处暑后七日交主太商，客少商，终运立冬后四日交主少羽，客太羽。

**郑姓**二十七，感冒风邪，燥热无汗。脉象浮数无力，两尺沉细。注：两尺不应岁气也。

**案**：此肺感风而脾虚热也，里虚表实，故毒郁于内矣。

茯苓二钱　麦冬二钱　大生地三钱　广木香一钱　秦艽二钱前胡一钱　柴胡二钱　甘草钱半

**释**：此壬子年立秋后五日方也。去岁在泉之右间，升为今岁司天之左间，应属太阴间气主事，奈为天冲所窒，郁而不前，故中宫虚而致疾。肺为风袭，邪凑于虚而手足太阴俱病，固非传经之说所得拘也。内郁则生热，宜用甘寒以治内热。表实则阳陷，宜用辛散苦泄以祛表邪。生地本太阴中土之味，《经》云：作汤，治寒热积聚。佐以木香者，非特恐生地之沉滞，亦以舒足太阴之郁，使之升而至天也。秦艽、柴胡，世俗但传为肝胆之药，抑知艽者，交也，禀天地阴阳交感之气，能使阴交

于阳，阳交于阴也。柴胡，一名地薰，是禀太阴坤土之气，而外达于太阳也。仲祖于伤寒中风不从表解，太阳之气逆于中土，不能枢转外出，则用小柴胡汤达太阳之气于肌表，何尝有引邪入少阳之疑哉？然谓其必不可用于肝胆，则又非也。

**周姓**三十四，蛔积多年，因患吐泻而发。脉乍有乍无，大小无定。

**案：**金临月建，前属太阴，象似观卦。而五气少阳欲出不能，非但木屈于土，抑亦阳遏于阴矣。法当因而越之也。

胆星一钱　黄芩一钱　胡黄连六分　广木香二钱　车前子一钱朴硝一钱　归身三钱　泽泻一钱　干葛一钱　醋一两　蜜一两，煎后和入

**释：**此秋分前六日方也。病本在于太阴，而少阳五气将至，由运届少商，甲木萌芽被屈，不能出土。又木齐金化之年，月建酉金，金木交争，遏而生热，积蛔蠢动，故有此象。黄芩、胡黄连、胆星清少阳者也，醋引木气而安蛔者也，余皆疏土去湿之味，加以生蜜，甘凉润滑以和其争，清者升而浊者降矣。

服前方呕吐无遗，再服亦然，病势更增。

**案：**此时中土实蠢蠢然，掌旗鼓者不得不学孟施舍①。

儿茶一钱　乌梅七个　降香一两　归身三钱　泽泻二钱　神曲二钱　阿魏二钱　白豆蔻二钱　贝母二钱　雷丸一钱　车前子二钱首乌三钱　五灵脂一钱　米醋一勺

[批] 此方与前方意义略同。前方苦寒而性峻，虫不耐毒故作吐。此方则和而缓矣。

**释：**儿茶生于木而藏于土，掘土而出，破竹而见，有雷出地奋之义，此少阳之出于中土者也。乌梅、雷丸，调少阳甲木

---

① 孟施舍：人名，生卒年不可考，见《孟子·公孙丑上》。

之气。梅先百木而华，雷为一阳之震。降香、阿魏、神曲疏太阴之湿土，车前、白蔻、贝母、泽泻清太阴之湿金，当归、五灵以宣通血分之滞。血气和而虫平矣。如必曰乌梅、雷丸专为杀虫而用，犹皮相也。

六日后换方。

案：力战相持，终非了局，此时当背城借一①矣。

石榴皮三钱　雷丸二钱　云苓三钱　白术三钱　五灵脂二钱
萸肉二钱　蕲艾四钱　轻粉五分

释：榴开五月，其色红艳，应丁火也；皮汁色黑，可染须发，离中有真水也；味多酸涩，性属木也。丁火合于壬水，辅以雷丸、山萸，俾从木化以舒少阳之气，此因时之宜也。土弱则木无所附，故用术、苓去湿以扶土。阳虚则阴湿蚀木，故用艾叶益阳而退阴，此因人之体也。灵脂调血而理木，轻粉因木以化金，此因病之机也。凡此皆治本而兼治标之用者也。于文，皿虫为蛊。《易》云：山风蛊，艮为山，巽为风，土上而木下，木郁土中，斯蛊生焉。治之者，必使土气运行，而木气条达，则蛊可除矣。夫岂拘拘于化蛊诸方讨生活哉。

前方服过一剂，腹痛更甚。病者任医不疑，呼人重按，索药甚急，一昼夜连进四帖，泻出白沫及死蛔无数，最后有老蛔长尺余者出，痛乃止。仍进一剂，神气惫极。

云苓二钱　白芍二钱　鳖甲三钱　广木香二钱　新会皮二钱
百部一钱　豨莶草二钱　粟壳一钱　使君子三十个　陈米一勺

释：此病后调理之剂也。滋木和土，人所易晓，惟百部，

---

① 背城借一：在自己城下和敌人决一死战。多指决定存亡的最后一战。出自《左传·成公二年》："请收合余烬，背城借一。"

人第知其杀虫，而不知天运行至秋分，主客俱属少商，斯不可不兼理辛金矣。粳米、粟壳亦借金气以收脱之意。盖斯时少阳五气交足，木齐金化之年。木强金弱，理应兼补金气，况又因病者之脉象、体气所宜而为之者乎。

又换方。

大生地三钱　白术三钱　新会皮一钱　麦芽二钱　使君子十个　赤芍一钱　归身一钱　黑料豆四钱　川椒一钱　杏仁七粒　黄柏一钱　白茯苓三钱　白芍二钱　鳖甲三钱　粟壳一钱

服二帖后，去使君子、粟壳，服至愈为度。

**释：**此方大意同前，不过因脉象而小变耳。

又换方。

**案：**诊之但觉气血未调耳。

大生地三钱，酒蒸　厚朴一钱，酒炒　夏枯草一钱　桑皮三钱　柿蒂一钱　东壁败螺三钱，醋炒　木通二钱　木香二钱　归身三钱　赤芍二钱　川椒一钱　云苓二钱

**释：**此寒露日方也。地气少阳主事已久，特恐木火之气过于上升。《易》云：升而不已必困。故借天运少商之气以降之，此用桑皮、木通、柿蒂之意也。螺壳利湿除痰，本与蚌蛤同气，入壁土中干久转白，是阴金出于阳土之中，得气坚厚，加醋炒之，用以敛金而坚土。盖恐木森火炎，而克土烁金也。少商辛金属阴，少阳甲木属阳，故用夏枯草以阳和阴。虫为阴类，故用川椒助阳燥土以除阴也。余皆调和血气之常药，不难解矣。

**曹氏**二十五，产后久泻，腹痛。脉迟细，两尺虚躁。

**案：**此郁寒在内，而下元之气不旺也。

川郁金一钱　归身二钱　枸杞子二钱　肉果一钱，面煨　黑芝麻二钱　鹿角胶二钱　南天烛一钱

**释：**此寒露后四日方也。木齐金化之年，又值少阳间气主事，耗泻母气，故肾脏之真阴真阳皆虚，宜用枸杞、芝麻、鹿胶、南烛以培之。郁金靖少商之气，金靖而后能生水。当归苦温散寒，通行血气。佐以肉果，治病标也。南烛，气味酸涩，结实于霜雪之中，其色红润，叶似冬青，性类枸杞，服食家制为青精饭，强筋益气。盖禀坎中之真阳，而兼甲木胎养之意者也。近世人不知用，故特表之。朱雪山记。

服煎剂七八帖，病体脉象俱平，因请丸方。

茯苓二两　萸肉二两　山豆根二两　破故纸一两　肉苁蓉一两
蛤粉一两　升麻三钱

蜜丸，每服三钱。

**释：**此霜降前二日方也。本岁阳明在泉，通主下半年，故丸方多主之。茯苓、蛤粉平金气也，苁蓉、故纸助土气也，豆根降手阳明之气，升麻升足阳明之气，山萸滋木而温中，用木火以配金土也。

**宋姓**三十二，感风嗽痰，日久不愈。脉沉细无力，惟右寸浮洪。注：两尺应沉，惟左寸两关嫌其不及。

北沙参一钱　桑寄生二钱　薤白一钱　荆芥一钱　桔梗一钱
桑白皮二钱　白蔻仁一钱　飞面一钱

黄齑水一杯入煎，服三次愈。

**释：**此大寒前四日方也。在泉之气主事未退，兼之运属太羽，故用沙参、寄生取金水相生之义。小麦虽为心谷，而飞面色白体轻，却兼金气，有金出红炉之象，故用以助火气而除燥金之寒嗽。余则阳明金土之常味也。

**丁巳**厥阴司天，中运少角，少阳在泉，金兼木化，左尺不应，天符

初气大寒交主厥阴，客阳明，二气春分交主少阴，客太阳，三气

小满交主少阳，客厥阴，四气大暑交主太阴，客少阴，五气秋分交主阳明，客太阴，终气小雪交主太阳，客少阳。

初运大寒交主少角，客少角，二运春分后十三日交主太徵，客太徵，三运芒种后十日交主少宫，客少宫，四运处暑后七日交主太商，客太商，终运立冬后四日交主少羽，客少羽。

**周姓**三十二，咳嗽喘急，多汗。脉虚散微数。

**案：**阴分虚弱，土不能生金，故金水不能相生为用耳。先须理肺以舒气。

郁金二钱　沙参二钱　生白芍一钱　甘草节一钱　藕节二钱云苓二钱　金樱子钱半　金铃子钱半　松节二钱　麦冬二钱　桑白皮二钱　半夏曲二钱

**释：**此丁巳年惊蛰前六日方也。天运角木，厥阴司天，客气虽属阳明，而木强则土愈，金弱则水乏生化之源。方内郁金、半夏、桑皮、云苓为金土正药，而沙参、金樱、麦冬皆兼金水相生之意，白芍、甘草节和土以生金也，川楝、松节借天运之少角以疏土气，藕节生于水底，而禀五行之气，用以入阴分而通调金木水土也。李云图曰：斯岁木气不及，金来兼化，厥阴风木司天，不及得助，斯谓天符，反弱为强，故制方如此。

又换方。

**案：**此时宜使金水相涵耳。

金樱子一钱　金橘叶一钱　橘红一钱　麦冬一钱　马料豆三钱马兜铃一钱　远志一钱　当归钱半　牡蛎粉钱半　黑芝麻一钱　茯神一钱　丹皮钱半　黑豆皮一钱　白芍一钱，土炒　香附一钱

藕节、桑枝为引，分早晚服，十余剂后去金樱、橘叶、芝麻，加荷蒂三钱、白薇一钱、地丁一钱，又服十余剂。

**释：**此清明前三日方也。运交太徵，气换太阳，此刚柔相

摩，水火相射之时也。第主气少阴君火，太阳之标热，亦应丙丁，男子阴常不足，惟有重用壮水之味，以为火之牡焉已矣。然非清金不足以生水，况病标在肺，清金尤为切要。原案相涵字，大有意义。盖水非金不生，金非水不明。古人方诸取水，洗金用盐，具有至理。辛金生壬水，壬水既足，自能上合丁火，以成木化，故方内又有调停丁火之味也。既用料豆，复用豆皮者，料豆滋肾，豆皮则兼入肝脾而清虚热。若用料豆炒香杵碎，亦能醒脾胃而滋土气矣。用药当以意会，读书贵乎隅反。

又换丸方。

杜仲一两，盐水、壁土同炒　女贞子一两，酒炒　黑豆皮一两五钱　青盐五钱　泽泻一两　菟丝子一两，土炒　黄柏一两，盐水炒　金狗脊五钱　马兜铃两半　浮海石八钱　薤白一两　鸡内金六钱　石菖蒲一两　茯神黄连水浸一两，东壁土炒一两

[批] 此时木气最强，方内惟用金水之味以配之，而不用克木之品者，以丸方服经累月，司天执法将近弩末，制之太过，恐生他患也；后邱姓芒种前一方同此。

**释：**此夏至前五日方也。是年丁巳，为天符执法之岁，中运属木，上见厥阴，节过芒种，正值司天主令，木气泄水太甚，水亏之人，际此必增其剧。方于滋木之中，寓壮水之意，此杜仲、女贞、豆皮、青盐之妙也。于培土去湿之中，寓清金生水之意，此菟丝、泽泻、黄柏、狗脊之妙也。况病标在肺，月建丁火，又逢天符风木煽之，休囚之金何能当此，故用兜铃、海石、鸡内金、薤白等味，导之以伏藏之路。菖蒲禀寒水之气，上合君火，开窍利痰，以治咳嗽上气。茯神生于松根，其治在神，神者君火之所主，色白属金，故治肺气咳逆。二者皆藏金气于丁火之中，而免其销铄者也。用药之妙，几难思议。管窥

蠡测，未知当否，聊倡其说，以俟能者。

又换方。

**案：** 用前丸方去青盐、浮海石，加洋肉果八钱，用面和桂末包煨。其实当用肉桂，以今无好者，勉用肉果，以壮下焦之阳。杜仲用酒炒四两，以壮下焦之阴。黄柏用淡盐水炒八钱，余照原方。再服一料，霜桑叶煎汤送下。

**释：** 此寒露后六日方也。下半岁乃少阳在泉之气所主，青盐、浮石皆出于海，恐咸味补水太甚，反致阴火潜燃，故去之也。其曰宜用肉桂者，桂为水中之木火，能启水中之生阳，上交于肺，肺肾交而上气咳逆可治。代以肉果，仍借其辛温之气、收涩之性，以敛火气。盖月建戌土，五气太阴戌为火库，欲使相火藏于湿土之下，有釜底添薪之益，无膏火自煎之患耳。杜仲加至四两者，以其色黑、味辛、多丝，禀金水之气化，改用酒炒，则能强筋骨、除阴湿。阳金之燥气下行，斯太阴之湿土不滞，盖借天运之太商，以平地气之太阴也。黄柏减而不去者，取其制相火而除湿热，非补水也。大凡真水不足之人，邪水易泛，改正此丸，一以备少阳之火，一以防太阴之湿云。

又换方，病势少退，复生足疮。

**案：** 此脾经流荡之热郁，用散药治之可也。

抱木茯神五两　郁金五两　陈皮四两　丹参四两　知母二两
枸杞子二两

上为末，每晨食前服四钱，淡盐汤入姜汁三匙调下。

**释：** 此小寒后三日方也。运当少羽之终气，在少阳之末，势足相当。第阴虚土弱之人，土不垣水，故木火挟水以外泄，所以湿热流荡而下注也。茯神、郁金、丹参降君火以扶土气。《经》曰：诸疮痛痒，皆属心火。君火靖，斯相火不妄动。知母、枸杞借少羽之水运以平相火。陈皮通行气分，外达皮肤，用为治外之引耳。此方直服至戊年立春节后。戊运太徵，初气太阳，司天少阴，火强水弱。方内丹参、知母、枸杞诸品，未雨绸缪，尤为周致，学者宜潜玩焉。

**邱姓**三十四，嘈杂反胃二三年，医药无效，脉象数牢。

**案：**此土有湿热，而阳木之气不和也。

金铃子二钱　朴硝一钱　泽泻钱半　泽兰叶二钱　旱莲草一钱　苡仁钱半　粉丹皮二钱　青皮一钱

**释：**此惊蛰前一日方也。土湿热郁，又值天符木运、月建寅木忤之，故此时尤甚。方用楝子之苦寒，从甲木以降阳火。朴硝禀寒水之气，从胸膈而入戊土，以逐积聚。戊土为六腑之总领，甲木为六腑之将主也。泽泻启水阴之气，上滋中土而清降湿热，故名曰泽泻，言泽于上而泻于下也。泽兰舒土泄热，和血清水。苡仁调胃而除湿。青皮达胃络而破结。旱莲、丹皮滋壬水而平丁火。丁壬合而木化成，奚不和之有？

服前方，大便中出结块，如弹子大者前后数十枚，病势稍减。

白术一两，土炒、酒炒各半　香附八钱　茯神一两，土炒　柿蒂五钱　石菖蒲八钱，酒炒　冬葵子一两　木通一两　砂仁一两，醋炒　白花百合二两，生捣　女贞子一两，酒炒　杜仲一两，醋炒

上共为细末，每服三钱半，白滚汤调下。

**释：**此芒种前一日方也。节近芒种，天运尚属太徵，十日后方交少宫，而司天行令已久，天符木气克土而泄水。方内调木火之气，以生中土。更用扶金壮水之意者，恐金气休囚，不能生水，则壬水不能合于丁火也。其药味有用酒炒，用醋炒，用土炒，用生捣者，精意所存，学者当以意会，不烦缕述也。

**尉子**三岁，痰热惊厥，医以除痰清热之药屡服无效。脉象濡结，面色浮黄。

**案：**此症当降火以坚脾。盖脾滞则真火不行，而湿注生痰也。

苍术二钱　黑豆皮钱半，土炒　白芷二钱　白蔻仁一钱　白薇二钱　桑白皮一钱，酒炒　砂仁一钱　薏苡仁一钱　红花钱半，酒炒　甘菊根一钱

**释：**此惊蛰后四日方也。月建卯木，天运少角，兼之木值天符，木强火煽，阳明客气孤弱无依。方中借金气以平风木，木平而火自安矣。案云降火坚脾者，火气归下，则脾阴不滞，而脾阳充实，真火行而阴翳消，湿痰自无猖獗之势。复用酒炒红花者，金品重叠，则木必盘郁而避克，以此舒之，所谓发其病而药之也。

前方煎服一剂，忽然目瞪肢厥，气息短促，良久方甦①。伊父委命任医，再服二剂，稍觉痰降气平，略有生机，服至六剂换方。

山萸肉钱半　茯神钱半　青木香一钱　赤茯苓一钱　青黛八分　苏叶一钱　车前子八分　黑山栀一钱　泽泻一钱　白薇六分　肥玉竹一钱　金石斛一钱　当归八分　甘菊根八分　芦根八分

**释：**此春分日方也。阳明之疾未清，太阳之气将至，故方以平木为主，却兼疏阳明之气，而清太阳之邪。其用手少阴之药者，太阳属壬水，滋降丁火以合壬水，自然木化成而青龙驯服矣。

前方服过八次，病势已平，起居如常，但目睛时定，神智

---

① 甦：苏醒。

欠灵。

　　**案**：此乃湿痰壅于包络中焦，而君火失令也。

　　青黛五钱　木香五钱　降香末五钱　冬葵子八钱　木通三钱
黄柏三钱，酒炒　大厚朴五钱，酒炒　车前子四钱　皮硝三钱　钩藤
三钱　麦门冬三钱　白茯苓一两　木贼四钱　白芷一两　白蔻仁三
钱　粉丹皮一钱　贝母五钱

　　蜜丸如小赤豆大，每服二钱，灯心汤下。

　　[批] 按五行论曰：火盛木烬，木盛火遏。此症即木盛火遏之象也。方内
疏木而不壮火者，木疏则火自得位矣。泻水克土，无非此意，须细会之。

　　**释**：此夏至前五日方也。天符执法之候，厥阴气盛，客运
少宫失守其职，土湿生痰，随木上涌。方内用青黛、钩藤、木
贼调木，而以疏理中土、开通水道为主者，土为木之妻，水为
木之母，一以穷其源，一以达其委也。且土气疏，则戊土之合
癸无难，而君火自然得位。水气通，则丁火之合壬不窒，而风
木无从太肆矣。

　　**徐女**周岁，由外感而致壮热，腹痛喜按月余，顶心凸起，病
势危笃，医药无效。脉滞涩，面色青赤。

　　**案**：此玉海之症，其源深矣。盖首为阳冠，脑为髓海，阳
蒸于上而气不下降，脉滞气凝，故有此象。但人稚源深，施治
宜审。此时且用缓筋达脉、降气滋营之法治之，却又不宜浓厚
之味也。

　　生山栀一钱　紫苏一钱　川芎一钱，酒炒　广木香一钱　粉丹
皮一钱　独活一钱　茯神钱半，醋炒　降香末一钱　香附八分　大白
芍一钱　骨碎补一钱　半夏一钱　黄连六分　黄柏六分　升麻四分

鲜鳢鱼①脑一钱

一剂分三次服。

**释**：此芒种后五日方也。天符执法之候，月建逢丁，木火上炎，升于上而困于下，非常法所能治也，故用缓木之品，多兼太阳壬水之意。水滋则火不上炎，丁火下降，合于壬水，则木化成矣。气为阳，降气即以降火。营为阴，滋营即以滋水。兼用中土之味者，壬属坎，丁属离，交姤必藉黄婆②也。半夏生于午月，感一阴而禀金土之气，能制风木，并除痰湿。升麻、鳢脑，取其引药至于髓海之分，非升阳也，学者须善会之。

**殷子**周岁，咳嗽喘急，痰涎壅盛。脉浮滑。

**案**：此由肺气不得舒达之故耳。

赤茯苓一钱　桑白皮二钱　桂枝八分　茶叶一钱　甘菊花钱半
砂仁一钱，酒炒　黄芩五分　麦门冬一钱　桑枝一钱

**释**：此寒露后七日方也。丁系金兼木化之年，上半岁天符在木，金气不能兼化。至月临酉戌，天运太商，加以太阴客气生扶比合，金气焉有不盛者哉。肺为辛金而属太阴，依运得气，清净之域翻致盛满而郁，故方用舒达清解之味也。桂枝启水中之生阳，上交于肺，且禀太阳之气以配太阴，取肺肾相交、阴阳和洽之意。砂仁导气以归肾，酒制则行于至高之分，引其气以归于下，使金气有所归宿，自无上浮之患矣。

**洪氏**四二，产后月余，神倦咽干，肢体浮肿，饮食减少，时或作咳。脉寸虚散，关微迟，尺沉细无力。

**案**：此系肺经气弱，治之宜以土壮其上，其母气固；水壮

---

① 鳢（lǐ里）鱼：又称黑鱼，性凶猛，生活在淡水中。

② 黄婆：道教炼丹术语，借指脾脏。

其下，则子气强。此为相生相养之道也。

肉果一两五钱，面包煨，面同药炒研和入　砂仁一两，制炒同上
归尾两半　麦冬五两，酒炒　川郁金二两　苏梗一两　杜仲两五钱，
盐水炒　桑寄生二两　益母草四两，酒浸三日夜

蜜丸，淡盐汤下，每服四钱。

**释：**此霜降后五日方也。运在太商，气在太阴，金气当旺
而不旺，由脾气虚寒，不足以生之，肾气虚弱，复有以耗之也。
脾虚宜借在泉之相火以温之，肾虚宜疏太商之金气以滋之。曰
土壮其上、水壮其下者，土为金之母，水为金之子，母肥则子
壮，子肥则母安。母为上而子为下，仰事俯育之义也。且真火
藏于水中，气即火也，真阳之所化也。火旺则土实，水滋则金
不泄，所谓相生相养者以此。气不足则血亦滞，故用归尾调血
中之气，使心肾交而气血各有所归耳。此方与前方气运相同，
而用药相反，观此可以悟症脉之虚实寒热，宜辨晰于微茫。类
记于此，以见揣时格理之贵于圆通也。殷月峰记。

**花妪**五十，筋络拘挛，周身疼痛，不时举发。脉紧细而弦，
左尺沉。注：左尺不应岁气也。

**案：**此脾经之风气所致也。

净钩藤二两　香附两五钱，姜汁炒　苏叶一两　苏梗一两　摩萝
藤两半　宣木瓜一两　半夏一两　木香五钱　杜仲一两，酒炒　桑白
皮三两　丝瓜瓤一条，炙，存性，研细末，和入药

野菊根煎汁，和蜜为丸，每服四钱，麦冬钩藤汤送下。

［批］风之为病，无所不至。而少阳于腑，又属三焦。方内用金水之藤蔓
以治之，非徒制脾风，实以防少阳。盖三焦主周身之营卫脉络，恐丙火盛而
风愈煽也。

**释：**此小雪前二日方也。五气太阴之末，少阳在泉之令将

至，丸方自宜主之。乃全方但借木气以疏土，兼调肺胃之金以防木火之铄。复清少羽之水，以养木而荣筋。若不甚留心相火者，以君相二脉未见火象，不可攻伐无过。且清金滋木，亦以防之于未然，自然天清地肃，风定波平，龙雷蛰伏矣。况天符退位之后，金气得令已久，惟嫌秋金之克木，不虑阳木之克土。故只疏土清金因以滋木，此直捷了当之法也。至于用藤蔓以行筋络，具相生相养之理，治标而实治本。其用金水之味，入土脏而制风，治本而实治标也已。

按丁巳年木运不及，司天助之，故得平气，而得成敷和之纪，与诸天符之岁不同。前各方平木之强，多用扶金之味，而不重克木者此也。《内经》丁巳年风化之岁，三气中运，同属阴木，吾师用方，真能与经旨相发明者与！殷月峰记。

**壬戌** 太阳司天，中运太角，太阴在泉，木齐金化，左寸不应

初气大寒交 主厥阴，客少阳，二气春分交 主少阴，客阳明，三气小满交 主少阳，客太阳，四气大暑交 主太阳，客厥阴，五气秋分交 主阳明，客少阴，终气小雪交 主太阳，客太阴。

初运大寒交 主少角，客太角，二运春分后十三日交 主太徵，客少徵，三运芒种后十日交 主少宫，客太宫，四运处暑后七日交 主太商，客少商，终运立冬后四日交 主少羽，客太羽。

**陆女** 十九，手足瘛疭，忽然狂叫，腹痛卒倒，不省人事。脉象结促。

**案：** 此郁毒也。

乌药四钱　鬼箭羽三钱　郁金三钱　净银花钱半　砂仁二钱　粉甘草二钱　甘遂六分　大贝母二钱

引用马粪金汁。或不能猝辨，即用多年圊①砖亦可。或参用人中黄、地丁、木瓜、桎柳、蜂房、莲房，多煎多服为妙。

释：此春分后十日方也。木齐金化之年，木气本强，但以太阳寒水在上，其年又春行冬令，木气郁而未舒，节过春分，天气骤和，主客之角运倏旺，而间气乃属阳明，故强木忤金，交战于胃阳之分，此病象之所以暴也。方用辛散扶金之法，参以顺气平木之味，兼用秽浊之物以解郁毒，相反之味以攻固结。因时制宜之妙，蔑以加矣。

前方一日夜灌过七八碗，病势稍减，次日换方。

淡巴菰二钱 大贝母三钱 芸香二钱 皮硝三钱 紫花地丁二钱 葛根二钱 薤白三钱 大戟八分 白苏子二钱 陈佛手一钱 雌黄一钱 雄黄一钱 刘寄奴二钱 凿头木二钱

紧服三剂。

释：用辛凉解毒之品，以助金而平木，意与前方相同。但秽浊之味减而疏泄之味加者，秽浊之味易致败胃，须用芳香解之，胃气方能起发。盖秽浊属阴，虽有解毒之利，而亦有沉滞之害。芳香属阳，虽有动火之弊，而实有疏通之益。此君子、小人之分也。譬如兵家之使诈、使贪，乃敌炽之时，偶一用之，平时究以忠廉为主。

**邵氏**二十五，寒热欠伸，头重身重，项肿气闭，脉象数软。

案：此与前症势异而理同，时令之气所感也。如恐更有传染者，用大贯众及大块明矾青布包，入水缸内浸之，以供一家饮食之用可也。

贯众二钱 芸香一钱 车前子二钱 青木香二钱 皮硝二钱

---

① 圊（qīng 青）：厕所。

薤白二钱　山慈菇三钱　粉甘草一钱　干姜一钱　砂仁钱半　枳壳一钱　青蒿三钱　泽泻钱半

**释：**此清明前四日方也。其理与前方相似，但毒轻而解毒之味亦轻。干姜味辛入胃，能扶土以生金。木齐金化之年，克土太过易见土郁，故藉此以宣之。土受木克，不能胜湿，故泽泻、车前以治其标也。时邻近有患此症者，即以兹方加减用之，无不立愈。半月以后，气候移而此方无捷效矣。

**商子**六岁，素有腹痛之疾，忽然寒热往来，痢下白沫，腹痛更甚。脉沉濡，左寸尤甚。

**案：**此时太阳将至，而阳明之气亦聚而上升。但阳明燥气，须得太阴之气以濡之，而后水谷之气方能四达。今太阴与太阳两持其偏，故阳明少传布之力耳。盖太阳之气不达，故郁而为皮毛之热。太阴之气互盘，故郁而为少腹之结。其理本易见也。但痧疹欲出而不能，恐有下陷之患。

苍术　厚朴　陈皮　大腹皮　砂仁　枳壳　香附　皮硝　车前子　蒌仁　薤白　紫苏　海桐皮　生姜　葱白

**释：**此立夏后二日方也。天运少徵，气值阳明，十余日后方交太阳司天之令。而此证感气独早，亦客运之少徵有以引之耳。金水子母同气，故阳明之燥气愈升，计惟有濡以太阴之湿土。奈湿土又被强木所克，其气盘锢而不能上达，故太阳、太阴两郁而成夫妇反目之象。阳明子水而母土，职司调剂，今水土各峙，而阳明又为木火所炎，此症之所以重也。本方疏通太阴，清理阳明，使毒气有路外达。复用车前、大腹者，太阴恶湿，且太阳之气本于水腑，外行通体之皮毛也。

前方服过三剂，痧疹略见，痢亦稍稀。

**案：**此时太阴之气稍利，毒亦渐出，但又要周旋阳明，送出太阳关耳。

紫花地丁二钱　川芎二钱　紫苏钱半　黄芩钱半　白茯苓二钱
人中黄三钱　升麻钱二　蒌仁钱二　白头翁一钱

桎柳、侧柏叶为引，随服二三剂。

**释：**川芎禀阳明之金气而能平木，故用之较重。白头翁色白属金，能破积行淤而治腹痛，故用以为使。余皆疏散解毒之品耳。

前方服一剂后，热退痢止，遂未再服。数日后，复寒热间作，其家延请殷月峰诊视，用养血健脾滋肺之药调理二十余日，疟虽渐轻，尚未全愈，因复请诊。

**案：**此症原系太阳伏毒，大约以前方药力尚欠，太阳度内，余滞未清耳。太阳本属寒水，其地属纯阴之分，生生提出，其脏必虚，故疟难猝已。且因寒水凝结，壅聚生痰故也，方用分理阴阳，微兼清补可也。

白芍四钱　升麻七分，上二味用壁土拌匀，微洒水，同入阴阳瓦上慢火焙干　白术二钱，土炒　左纹秦艽一钱　泽泻二钱　贝母二钱　枸杞子钱半，酒炒　合欢皮三钱　砂仁钱半，土炒　郁金一钱　钩藤二钱，蜜水炒

阴阳水煎。

引用荷茎六钱。服四剂后，白术、砂仁各加一钱，再服三剂。此系土药为君。因太阳失度，故用土以制水耳。自记。

**释：**此芒种前一日方也。太阳气已交足，故乘此天运太宫将至之候，急于扶土。土气既固，自足为水之垣，而有岸阔潮平之乐矣。古云：虽有智慧，不如乘势。其斯之谓与！后此子疟疾旋愈，而腹痛永除，谁谓草木之药无济于病哉！

**苏妪**五十，四肢及身肿胀，医以金匮肾气丸治之，月余不

效。脉沉涩，独右寸紧数。

**案**：此疾正应太阳，何时令之气见之过迟，而医之又过迟乎！今阳脏之气郁结，故渎道闭滞而淤，仍亦太阳之火标郁其水本耳。

白苏子钱二，土炒　茵陈三钱　露蜂房一钱，炙　桔梗三钱　莲房二钱，土拌炒　独活二钱　僵蚕二钱，土炒　夏枯草钱半　紫花地丁钱半　干姜七分

此症似不必用干姜，然阳郁于外，必亏于内，故用以扶阳补土，如外科之内托耳。自记。

[批] 按《内经》气之迟速，差凡三十度，在天则有有余、不足之分，在人则有脏气通塞之别。此症系太阳为阳明燥气所逼，郁而不达，故病象如此。观方内重用疏金土之味可见。

**释**：此夏至前一日方也。金匮肾气丸，医家持为肿胀主方，不知肿胀一门，其类十数，而运气之失度不与焉，通套古方，安能恰合乎？盖太阳、太阴失配已久，太阴之气滞于中，故太阳之径隧壅闭，不能通行皮毛。且木齐金化之年，木强而金土弱，太阴湿金之气不能助太阳以布散。欲宣太阳之令，须疏太阴之气，务使手太阴与足太阳相配合，而后金水相涵，太阳之本寒标阳不致两橛①也。解得此理，乃知此方清金平木、利气散毒之妙已！

前方服过五六剂，饮食稍进，神色似转，众医不解此方之理，因请复诊。

**案**：此症起局，原系时令实症，但遏抑少阴过甚，致水火不能相交，而寒水遂以泛滥，岂非人事之舛错乎？

---

① 橛：木橛子，短木桩，引申为一段。

猬皮二钱　山慈菇三钱　鬼箭羽二钱　朴硝一钱　面神曲四钱
川芎一钱　天花粉二钱　枳壳一钱　砂仁壳一钱　甘草三钱

**释**：此小暑前五日方也。气交之分，中运主之。中运木强
太甚，土惫金弱，水不能依垣为固，又不能藉母为养，此太阳
所以失度而滥也。方用金水之味，仍兼锋刃之形者，助金气也。
然太阳之水必藉少阴之火，而后成向明之治①。前此医者，攻
伐无过，致少阴下陷，不能自立，而为水配火衰，而土愈郁，
故太阴之气阻滞于中。今太阴之气少顺，自宜兼及少阴矣。大
约太阳之疾，非疏理太阴、调和少阴不为功。脏腑阴阳之配合，
有正有变，俱寓至理，观此可以类推。

**宋姓**三十二，疟疾，燥热无汗，象似牝疟。脉濡数。

**案**：湿气在上，而燥气在下，如雾如渎之源不清，且阴不
归阳而君火不下济，则上克也。

茯苓三钱　茯神三钱　苍耳子三钱　夏枯草三钱　枯矾六分
泽泻三钱　砂仁壳二钱　马兜铃二钱　木通一钱　郁金一钱　瓜蒌
仁二钱　粉甘草八分　猪苓二钱　紫背浮萍四钱

**释**：此小暑后四日方也。溽暑之时，月建原系湿土，兼以
天运之太宫、客气之太阳临之，此水湿之气所以盛也。第太阳
之标热甚，则太阴之金受其克制，是以不能生水，而三焦乏润
泽之资矣。且液出于心，而太阳属水，心与小肠相表里，少阴
之气下合于太阳，亦能成既济之功。今为标热所引，翻致上炎，
故其象如此。方内用紫背浮萍较重者，上散太阳之邪，且使水
气下行归于渎道也。其余扶金渗湿之味，人所易晓，惟苍耳以

---

① 向明之治：即向明而治。语出《易·说卦》："圣人南面而听天下，
向明而治。"

去湿之性，而寓平木之意，取其形之多刺。夏枯以纯阳之体，而兼清热之用，取其性之属金也。凡此皆因气交之分，中运木气最强，不可不防也。

后三日换方。

**案：**暑湿大减，惟有滞血使行，方无后虑。

知母二钱　黄柏三钱，盐水炒　天花粉三钱　泽泻三钱　云苓四钱　大白芍二钱　银花二钱　人中黄一钱　紫花地丁二钱　甘草一钱　茅根钱半　芦根三钱

**释：**太阳失度，少阴火动，肺金受克，胃阳水谷之腑，为湿热所滞，故上膈有血热血结之形。方借寒水之气，以清解湿热之毒，微兼凉血散血之意。所谓善用兵者，无赫赫之功也。其后泻出滞血数块，竟无大患。凡人感受六淫之邪，致血热妄动，或上逆，或下泄者，泛常有之。俗医不考诸天时、人事，审其脏腑、阴阳，而概用沉寒滞重之味，如犀角、芦荟、黄连、胆草等物，且且伐之，致成不起，可悲也夫！

**徐氏**二十五，妊娠恶阻，饮食不进，精神疲倦。脉象浮滑，濡数无力。

**案：**宜平木以滋土气。且时令适乘之，尤恐更郁而不达耳。

黑山栀二钱　黑豆皮三钱　黄芩二钱　白术三钱　桑白皮二钱　椿白皮二钱　甘菊二钱　甘草二钱　紫荆皮二钱　大蓟根一钱　黑料豆四钱，炒焦　丹皮三钱

复用黑豆炒焦者，兼滋土气也。

**释：**此小暑后八日方也。气交之分，中运主事，司天太阳之标热，复挟心火而上浮，于是火不能生土，而太阴气弱，不能与太阳相配矣。方用降火生土之法，兼助金气以平中运之强木，使太阴之气乘天运、月建之时，而蹶然兴起，然后坤道成

而广生之运无穷也。师云：时令乘之，尤恐更郁者，盖恐四气之厥阴将至，复助中运而克土也。

程女十七，经闭腹痛，饮食减少，半载有余。脉寸口浮濡，关尺俱涩。

**案：** 此疾原起于太阳，太阳与太阴，则身中乾坤也，以其老而不用，故不受污浊，而身中统摄手足六经之脉，全在于此。是以地气上腾，而阴位乎上，天气下降，而阳位乎下。无阻则泰，有碍则否，其道固然。此症始于太阳之闭寒，而太阴之纳藏不顺矣。且用调和上下之法。

　　五灵脂三钱　马兜铃二钱　神曲三钱　青蒿三钱　泽泻三钱　红曲三钱　夜明砂二钱　原蚕砂三钱　乌贼骨二钱　甘菊一钱　地榆钱半　女贞子二钱，酒炒　发垢五分　丝绵灰一钱

　　服八剂。

**释：** 此小暑后五日方也。疾起太阳、太阴，宜乘此天运太宫、司天太阳之气以调之，俾之上升下济。《经》所谓升降出入，无气不有，即此义也。他症当木齐金化之年，又值风木将交，自当预防木气，此则生气全在厥阴。盖水滞则不能生木，木弱则不能疏土，太阳太阴之否隔，其权恒在于木。预培木气，使其易出于土，则水非死水，土非滞土，而木亦无拂郁之患。兼用二曲为使者，火能生土，引坤气以上行。用兜铃、泽泻者，导乾气以下济，且能生水以养木也。发垢、丝灰，取其味浊脂多，故借其气以益脂而行浊。方内脂、砂等物皆兼此意，所谓以意用药者也。非格致功深，曷克臻此。

　　又换方。

**案：** 金气渐生之时，其属之人，金者精也，又经也。考《素问》可知，凡有其疾者，金之气大约受制于火，而屈制于

木。且肺主一身卷舒之气，以阴而不能下济于阳，则阳位缺阴，而阴精何由布乎。其理可参也。

白花百合四钱　紫花地丁二钱　白茯苓四钱，猪乳拌蒸　北沙参三钱　瓜血竭五分　丹参三钱　贝母三钱　枳壳二钱　红花八分

甜瓜蒂、荷蒂为引，服八剂。

**释**：此立秋前三日方也。此时厥阴交足，不患木气之郁矣。而主气太阴之候，秋金伏于土中未出，故以预培金气为主。兼用养血活血者，血即水也，培金所以生水也。引用瓜蒂、荷蒂者，水物乃金之子，蒂则其华盖也，肺为五脏之华盖，用以引经，恰合耳。

服前方，经气已通，饮食未复。

**案**：此厥阴舒而无力，太阴郁而少制也。

广郁金二钱　砂仁钱半　黑豆皮二钱　红曲三钱，酒炒　地骨皮三钱　益智二钱，面煨　山栀钱半，炒黑　五灵脂二钱　夜明砂二钱　合欢皮　椿皮　姜皮各一钱

服八剂。

[批]《经》云主胜客则从，此症恰当主胜客弱之时，自宜以克主为事。然经闭之疾，究非外邪实证可比，重用伐土之味，恐致木根动摇。方内惟用引木之法，而无峻削太阴之品，真能用经而不泥于经者。

**释**：此处暑前一日方也。客气厥阴，加于主气太阴之上，秋木本弱，不能制主，主气遂强，而无制矣。太阴主金土二脏，土为金母。方以益智、砂仁生扶土气，却以合欢、椿皮助木以疏之，则土不硗①而生物，金气可从之而出，即用壮水之品以生水，亦不虑其致土之泥泞也。

---

①　硗（qiāo 敲）：土地坚硬而不肥沃。

偶因调摄失宜，小腹复觉膨胀。

**案：** 此系金亏而土无所泄，故盘郁于下焦耳。

金石斛二钱　马兜铃二钱　郁金二钱半　砂仁三钱，酒炒　苏梗二钱　五灵脂三钱　泽兰二钱　天花粉二钱　枳壳二钱　川芎三钱，酒炒　桔梗三钱

引用荷叶连茎一大个，服如上。

**释：** 此秋分前三日方也。客气方交少阴君火，前有厥阴之风木相之，火气烁金过甚，此金之所以弱也。方用舒金降气之味，人所易知，惟泽兰清少阴之火，砂仁酒炒以收少阴之浮火，归缩于丹田，川芎禀金气而平木，制之以酒，俾行于至高之分，引其气以流布于周身，咸以扶金而泄土，非粗工所能窥其阃奥①矣。

又换方。

**案：** 此时仍宜泄土以生金也。

泽兰三钱　白茯苓三钱　陈皮二钱　老松节二钱　藕节三钱　甘菊花一钱　郁金二钱半　天花粉二钱　砂仁二钱，土炒　枳壳二钱　乳香四钱，绢包入煎　女贞子三钱，酒炒　皮硝八分　苏子钱二　地榆二钱

椿皮、竹茹为引，服六剂。

**释：** 此寒露前六日方也。时当少阳客气之中，火盛而土强，金愈受郁矣。方用泽兰、藕节、砂仁降少阴也，甘菊、郁金、花粉清少商也。余俱疏泄土气之味耳。

又换方。

**案：** 此本土塞金燥之疾，今土气半舒矣。须待土气全舒，

---

① 阃（kǔn 捆）奥：比喻学问或事理的精微奥妙所在。

而后金气乃有藏身之处，且有出身之原也。

泽泻二钱　大麦冬三钱　紫苏叶钱半　蒌仁二钱　松香钱半
乳香钱半　女贞子三钱　地骨皮二钱　广藿香一钱　红曲三钱，酒炒
香附三钱，酒炒　大白芍钱半　赤芍钱半　丝瓜藤三钱　摩萝藤三钱
服如上。

释：此立冬后二日方也。半岁以后，地气主之。今岁太阴
在泉，土脏有病者，每滞而难舒。此时少阴将衰，而主客运逮
交太羽，月建亦属亥水，金气生泄过甚，母为子瘁，只得以扶
金为主，而以疏土为辅焉。十月号为小春，乃木气长生之地，
女贞、摩萝滋养金水，而复兼木气萌芽之意。此所谓眼光四射，
心细如发也。

又换方。

川芎二钱　归身三钱　黑芝麻五钱　柏子仁二钱　楂肉四钱
苍术二钱，制　女贞子三钱　地骨皮三钱　青黛二钱　乳香四钱，绢
包　旱莲草二钱　椿根皮一钱　秦艽二钱　白芍二钱

梅、杏蕊为引，服十余剂。

释：此小雪后五日方也。在泉之气得令，而主气之太阳受
其制，《经》所谓客胜主者是也。方内重用楂肉、乳香、秦艽之
类以泄土气，更重用芝麻及女贞、旱莲之类以壮水气，极得因
时制宜之妙。至用梅、杏蕊以引木气，亦犹前方女贞、摩萝之
意云。

又换方。

案：此时可用从治之法，预扶木气。恐春令屈曲，而生气
不旺也。盖此时阳气萌芽，木气蓄而未动。天地之大德曰生，
木者东方之生气也。木为五行之长，犹仁为众善之元耳。俗医
治妇女病，亦每从木上生情，未尝非管窥之一得也。

青木香一两　木香一两，面包煨　青蒿两五钱　松节八钱　桃脂五钱　桑树汁八钱　柳眼五钱　梅枝皮五钱　海螵蛸五钱　泽兰一两　马兜铃一两　桔梗一两　郁金一两　女贞子二两

上共为末，每服六钱，开水调下。

**释：**此小寒后三日方也。天地运气如前，但月建改属丑土，土气更加滞重。木齐金化之年，正治原应扶金克木，今中运退令已久，复恐土重金埋，故反借木气以疏之。且来年癸亥厥阴为司天之令，故预透其气以疏土而提金，亦以防在泉之不退位、司天之不迁正也。其旨微矣。

[批] 按此症起于太阳，而病之分野恰在太阴。首一方通调上下以治其源，以下重扶手太阴而微疏足太阴。盖肺朝百脉，能滋津液而灌注于三焦。肺气不舒，则脾经血滞，不能下达矣。世医治经闭之法，惟知活血破血，而不知扶金泄土，往往通而复塞，渐成痨瘵。盖未稔病症、节气、因时制宜之妙也。

**邓姓**三十二，前有寒热咽痛之疾，勿药自已，神气未复。延至立秋后，微觉头运①发热，亦不甚经意。数日后，偶因他出，突然神昏气喘，泻血吐血，饮食不进。延医调治，进以清暑小剂数帖，病势愈急。脉象弦结。

**案：**此疾起于阳明客令之时，今乃郁久传于厥阴也。

羚羊角八分，镑片　人中黄三钱　阿魏二钱　藿香二钱　鬼箭羽二钱　煨木香三钱　枳壳三钱，麸炒　茯苓三钱　苍术二钱半，姜汁炒　陈萝卜菜四钱　生姜汁钱半

**释：**此处暑前五日方也。月建申金，申金属阳明，故阳明之疾乘时而发。兼之客气为厥阴用事。厥阴者，两阴交尽也；阳明者，两阳合明也。以两阳合明之盛，而值两阴交尽之令，

---

① 运：通"晕"，眩晕。

阴经且为阳气所盘踞矣。治法惟有开散阳明申金之郁，疏泄太宫湿土之滞，清理厥阴风木之邪而矣。

后二日换方。

**案**：厥阴虽觉微舒，而阳明盘踞如故，仍宜顺胃而疏肝，使上焦不壅而归于下焦也。

薤白三钱　大贝母三钱　大戟六分，酒微炒　桔梗二钱　皮硝钱二　枯矾八分　马兜铃钱二　粉丹皮三钱　白茯苓钱半　黄柏二钱，盐水炒　青盐八分　神曲四钱　生姜汁三钱　竹沥五匙

**释**：用手足阳明之味，宜矣！而并及辛金者，以木齐金化之年，当秋金之月而行风木之令，强宾夺主，使清肃之令不能下济，故治之者不得不清降辛金，助克乙木也。盖金清而后能生水，故兼用咸寒之味，以咸能软坚，阳明盘踞之邪，非此不足以泄之。且咸为水味，水行于地中，而源于天汉，所谓水天一气也。此症金气挠阻，水气无根，《易》所谓天与水违行者。故必使天气下降，水气上滋，而后水天之气乃克保守于清净之区，庶几天水之讼，转而为水天之需耳。

后二日换方。

**案**：此时上气稍顺，而与下焦尚未能贯彻也。当思用清下之法。

鲜首乌三钱　制首乌三钱　大青二钱　川芎三钱　皂角刺钱二　红曲二钱　苍术二钱，姜汁炒　郁金三钱　青蒿二钱　滑石二钱　砂仁三钱，麸炒　紫花地丁二钱　薤白二钱　露蜂房烧焦，八分，用茶叶水少洗，熏干入煎　甘草一钱　大田螺三个，去靥，入冰片、枯矾少许，取水和药内服　小蚌一个，入麝，八厘，取水　益母草一钱　虎耳草一钱　车前草一钱

**释**：此方泻热清湿、攻坚破结，从金制木之理，显然易见。

而用药之灵变，开人无限法门。

后二日换方。

**案：**此症系阳明郁火所致，其邪冒入最下之地，故成水火不相济之象。其实舍解释发舒之法，无他道也。

莪术二钱　荆三棱钱二　白茯苓四钱　大青二钱　土茯苓二钱　柏子仁四钱　泽泻二钱　红曲三钱，酒炒　蒌仁三钱　丹皮三钱　炒山栀钱半　大贝母二钱　甘草一钱　花粉钱半　蚯蚓泥三钱

**释：**此方多清手足厥阴之味，而攻坚破积较前为甚。盖前方所攻，尚在半表半里之间，而此方所攻，却在厥阴深处，要总不外清金制木之意而已。

又换方。

**案：**胃金之郁半舒，而少阴少阳之气不交，故仍见沉霾耳。

黄连一钱　胡黄连八分　车前子三钱　黄芩二钱　黄柏三钱，盐水炒　龟板三钱，醋炙　紫苏枝钱半　枣仁三钱　青皮钱半　茯苓二钱　元参三钱　鲜地骨皮三钱　鲜生地三钱　通草四分

当归、川芎少许，入水捣汁，待药熟，滤入和服，用以奉心化血也。

**释：**此处暑后五日方也。二日之后，天运当换少商，故方内参用清理辛金之味。但既用芩、连，而复重用归、芎者，盖君火由木而生，相火寄于肝胆之间，厥阴之气不顺，则二火不交，郁而成燥金之势。且少阴少阳者，实太阴太阳之用；先天之乾坤，后天之坎离也。火气不能伏藏于下，水气不能灌溉于上，尚未成既济之象耳。后用丹、元二参，及香燥醒①脾之味成功。

---

① 醒：原作"腥"，据文义改。

**李子**十四，据病家言，从八月初旬起，似三日疟，不甚应期，作时亦不甚重。因未医治，九月底，忽觉手足厥冷，肢倦神疲，终日昏睡，不思饮食，不能转侧，亦不呻吟。诘之不自知其病。医以开散之味治之，愈加沉重。脉象沉涩而结。

**案：** 此肝脾郁极之症，前医治之门路却是。究竟脾郁未开，只可尽力维持耳。

淡豆豉二钱　神曲三钱　广藿香二钱　青皮钱半　桔梗二钱　大贝母三钱　莲房三个　海螵蛸一钱　赤芍二钱　白茯苓二钱　茯神二钱　大厚朴八分　皮硝八分　生萝卜汁四钱　生姜汁五匙，上二味和服

**释：** 此立冬后二日方也。月建亥水，运在少商之末，气属少阴君火之时，而病却起于前，此厥阴风木之令所感，又系湿土在泉之气，五行庞杂，莫可主持。方用豆豉、皮硝以解太阳寒水之邪，应月建也。桔梗、贝母清少商辛金之郁，因天运也。神曲、茯神、赤芍解少阴君火之郁，乘时令也。海螵、青皮、莲房清手足厥阴之邪，顾来脉也。厚朴、藿香疏散太阴湿土之滞，治感受之原也。此所谓与物推移者也。

后三日换方。

**案：** 脾郁终未解得，只肝郁少舒耳。且再用解毒散结之法。

羚羊角尖五分，磨　黄柏二钱　姜黄一钱　赤芍二钱　乌药钱半　人中黄三钱　皮硝一钱　海浮石一钱　川郁金二钱　木通八分　当归身二钱　泽泻二钱　枳壳二钱

服一剂后，换用四逆汤加滋阴之味，服二剂再看。

**释：** 此时运交太羽，则金运全退，而水运为主矣。但在泉之气方来正盛，客气之君火为湿土所遏，而不能下济，水气亦微弱而未能上滋，则犹未济之时也。中运木气已退，而木强金

弱之年，究以扶金泄土为要。惟太羽为初交之运，并入月建之亥水，元英沍寒①，恐致沉阴穷固之患，故间入四逆汤二剂，俾水中生阳，火气起于釜底，而太阴之凝滞已开，病势庶有转机乎。

后二日换方。

**案：**脾经沉郁所以不能遽开者，以湿土生痰之故。痰壅于内，则君火无所用其生生之力而壅滞也。

天南星一钱　天花粉三钱　鳖甲二钱　皮硝二钱　香附钱半，姜汁炒　黑芝麻一钱　大青一钱　黄柏一钱　竹茹二钱　元参二钱　青盐八分

引用姜汁五匙、竹沥三匙，生和入服。

**释：**木气未舒之时，则用庚以化乙，扶金即所以舒木。木气将舒之候，则用甲以化己，滋木亦所以疏土。然土气之壅滞生痰，又由火气之不能下降，水气之不能上滋也。方用益水扶木、软坚化痰之味，其所以利导之者至矣！

后二日换方。

**案：**卫气凝结，盘踞膜原，不得透下耳。

天南星钱半　当归身三钱　大戟六分　红花七分　生熟首乌各钱五　楂肉三钱　皮硝钱五　韭子二钱，炒　桃仁钱二分，去皮尖炒　竹沥五匙　半夏二钱，制　枳壳二钱，麸炒　川芎八分　黑豆皮二钱　陈仓米六钱

二剂以后，殷生可代诊之。如脉起，可去大戟，加入开胃生土之味，成功有望矣。

---

① 元英沍（hù 互）寒：指冬季极其寒冷。元英，冬至的别称。沍寒，闭塞，不得见日，极为寒冷。

**释**：前方滋木以备克土之用，今则直用木味以克土矣。盖此症之标，惟肝脾二脏之郁。前此所以不能用木以泄土者，以木气未顺，金气太弱，冒昧用之，不能疏土，而反致忤金，无根之金，惧有中绝之虞，故先用清金平木之法，待木气稍舒，而金气渐起，而后可借木气以导中宫之滞耳。然至此而犹不忘保金之意，此真能骊珠独探者也。后学可从此暗渡金针矣。

小雪日拟方呈政，殷宅心遵教用药数剂，脉起病减，奈胃气一时难复，因复录方请正，师命加用川芎、楂肉，三剂而痊。全方附录于下：

焦楂肉三钱　川芎二钱　益智仁二钱，面煨　甘松钱二，面煨
广木香钱二，面煨　青木香二钱　青蒿钱二　贝母二钱　枳壳二钱
陈佛手六分

引用鲜橙皮二钱、陈稻根五钱。

**释**：病情已近弩末，故宅心敢遵教一试铅刀。而明白浅近，无甚妙义，不必强为注释也。

按中元四绿统运，壬戌流年九紫，于统运为生气，故斯年木火气盛，郁而成疾。木忤土，火烁金，故阳明太阴见证居多。吾师用方，无非舒其郁滞，折其胜气，而补剂绝少，亦以斯年元运有余故也。至久病虚损等症，不在此例，读者慎无执焉。

# 卷　四

## 火 运 年

**癸丑**太阴司天，中运少徵，太阳在泉，水兼火化，右尺不应

初气大寒交主厥阴，客厥阴，二气春分交主少阴，客少阴，三气小满交主少阳，客太阴，四气大暑交主太阴，客少阳，五气秋分交主阳明，客阳明，终气小雪交主太阳，客太阳。

初运大寒交主太角，客少徵，二运春分后十三日交主少徵，客太宫，三运芒种后十日交主太宫，客少商，四运处暑后七日交主少商，客太羽，终运立冬后四日交主太羽，客少角。

**邓翁**六二，腹痛烦渴，泻痢不止，医以胃苓汤治之，不效。脉两关及左尺数濡，右尺沉伏。注：右尺不应，天和也。

**案：**此腠理不调耳。

红曲二钱　无名异①一钱　花粉二钱　茯苓块三钱　香附一钱
莱菔子一钱　小生地二钱

**释：**此癸丑年清明后六日方也。天运太宫，月建辰土，客气属少阴君火主事，而本年乃火运不及，水来兼化之年，故少阴火弱，不能生太宫之土，以致阳明辰土不能散布津液，而腠理不能调适耳。明乎此理，则此方之妙，不烦言而解矣。用胃苓汤不效者何也？太宫辰土，乃阳明转输之腑，胃苓专于去湿，而不能助布津液。且中焦取汁奉心化血，而后少阴乃得行其令；

---

①　无名异：为氧化物类矿物软锰矿的矿石。有活血止血、消肿定痛的功效，用于跌打损伤、痈疽肿毒、创伤出血。

胃苓专走气分，何能兼顾少阴乎？此等毫厘千里之别，学者不可不详审也。无名异属阳明戊土，性能和血补血，又味甘兼入脾，故能止痛行伤，续绝生肌。胃主宗筋，脾主肌肉也。祝道山附注。

**陈翁**七一，多年便血，春来又添左胁疼痛之疾。脉芤数无力。

**案**：此肝经湿热所致。

陈皮三钱，一半土炒，一半醋炒　陈皮炭二钱　茯苓二钱　肉苁蓉一钱　山药二钱　黄柏一钱　生白芍一钱　大贝母一钱　白石英一钱

服四剂后，仍用三制陈皮、茯苓，外加苍术、苡仁、北沙参、白扁豆各二钱，多服自愈。

**释**：此癸丑年小满前三日方也。天运太宫，月建巳火，客气在少阴之末，三日后即交太阴司天之令，故用药皆以太阴为主。盖手太阴为气之主，足太阴为气之母也。且气即火也，血即水也。本年系火运不及，水来兼化之年，故惟患气不足以摄血，而不虑水不足以制火也。病系肝经湿热，而用药不甚着意肝经者，火衰水旺之年，惟忧水气泛滥，土多涂泥，而水气之托根不固。故此方之调土去湿，即所以治肝。若第云苍术、茯苓、陈皮是用戊以化癸也，犹浅之乎论医者也。

**罗氏**二十五，每至经期，头运身热，两膝上下起紫晕如斑，服药不效。脉细软而数。

**案**：此湿热也。

青盐一钱　防风二钱　紫地丁二钱　荆芥一钱　银花一钱　红花一钱　地骨皮钱半　苏梗一钱　淡竹叶二十片　石斛一钱　青蒿一钱

**释**：此癸丑年夏至前八日方也。月建丁火，天运在太宫、少商之交，气行太阴司天之令。病本由于湿热，而病标乃血虚

生风之象。方用荆、防，从太阴以去湿也；用青盐、地骨、苏梗、银花，从少商以治风虚也；用红花、紫花，从丁火以清血热也；用石斛、青蒿、竹叶，清肌肤之虚热也。脉象细微，而师不用补剂者，因前医补之不当，脉象未起，故但用调木胜湿清热之法。盖调木即所以生火，胜湿即所以固土，清热即所以保金也。如此等不补而补之法，集中甚多，惜乎不能执俗医之裾而告之也。

**曹氏**二十五，久痢休息。脉寸浮、关缓、尺沉。

谷芽三钱　谷精草二钱　寒食面二钱　鳖甲二钱　蛤粉钱半
生地炭二钱　山萸肉二钱　升麻六分

**释：**此癸丑年夏至后六日方也。月建丁火，气行太阴司天之令。以症而论，似宜扶火以生土。以脉而论，似宜壮水以固阴。奈因水兼火化之年，又值金气休囚之候，故碍于火而不便壮水，但用益金而水自有根。碍于金而不便扶火，但用扶木而火自乘时而出矣。

[批] 久痢休息之疾，每多强木侮土之患。此证因太阴司天，上气得令，水兼火化，水多木漂，故不补土而反扶木。其不壮火者，火当月建故也。

**殷子**三岁，咳嗽喘急，痰壅壮热，医以大剂麻杏石甘汤治之，喘嗽不减，痰热更甚。

**案：**此肝脾二经之郁火也。

归尾二钱　沙参二钱　连翘一钱　石菖蒲一钱　川芎一钱　陈皮一钱　麦冬钱半　紫苏子一钱　红花六分

一剂分二次服。

[批] 案云肝脾二经郁火，肝经之郁，由阳明之间气也；脾经之郁，由本年之火弱也。故导火以生土，清金以舒木。用法不同，悉合时宜。

**释：**此癸丑年寒露日方也。天运太羽，月建戌土，气行阳明燥金之令。病在水土二脏，而用药多从金火者，因水兼火化之年，复加太羽之运，弱火受制而不能生土，是以土气湿郁而邪火生焉。方用归尾、红花、菖蒲、连翘开郁导火，而土郁解矣，此以生扶为治者也。壬水得气，而生木过蕃，木气荟蔚①，而郁热蒸焉。方用沙参、麦冬、苏子、陈皮清金理气，而木郁除矣，此以克制为治者也。医家之因病制方，犹文家之因题立格②。此如两扇分轻重之题，用唐职方二比侧串之体。吾师其以鸣凤之笔，变而为犹龙之技乎。

前方一剂后，喘咳大减，只痰热未清。

霜桑叶二钱蜜炒　甘菊二钱　桔梗一钱　防风八分　青皮六分　天南星五分　甘草节一钱　薤白钱半　天冬一钱　灯心三十寸　鲜银花头七个

**释：**此方清金化痰，如白公之诗，老妪都解③也。

**戊午**少阴司天，中运太徵，阳明在泉，火齐水化，两尺不应，太乙天符

初气大寒交主厥阴，客太阳，二气春分交主少阴，客厥阴，三气小满交主少阳，客少阴，四气大暑交主太阴，客太阴，五气秋分交主阳明，客少阳，终气小雪交主太阳，客阳明。

初运大寒交主少角，客太徵，二运春分后十三日交主太徵，客少宫，三运芒种后十日交主少宫，客太商，四运处暑后七日交主太商，客少羽，五运立冬后四日交主少羽，客太角。

---

①　荟蔚：草木繁盛貌。

②　因题立格：根据文体格式的需要，对题文内容的顺序或逻辑结构作出不同程度的调整，最终以标准的八股文体式完成表述。

③　白公……都解：唐代白居易的诗以浅白易懂著称，此处借指遣方用药之理显而易见、清楚易懂。

**花妪**五十，久年身痛。师于丁巳冬订一丸方，服毕觉举发稍稀，发时痛亦稍减，更请换方。脉细软，两尺沉。

**案：**肝脾为行气之帅，气未舒，故脉仍挛也。

松节三两　甘草节三两　藕节三两　砂仁三两，酒炒　净钩藤三两　连翘一两　猪苓二两　黄柏三两，盐水炒　干桂皮一两　甘菊根五两　茶叶一两　丹皮两半　木瓜两半

蜜丸，银花冲汤下，每晚服三钱五分。

**释：**此戊午年春分前二日方也。太乙天符之岁，火齐水化之年，少阴司天，支干皆火，《经》所谓太乙贵人，三合为治者也。此时又值太徵之运，太徵属丙火，与客气之太阳相合，而丸方究以司天为主者，司天主岁，间气纪步也。方内借月建卯木之气，以清散少阴，而复保金抑木，以豫防贵人之患于未然。真可谓良工心苦矣。

**冯氏**四十，头目昏痛，鼻多浊涕，时或痰嗽，胸胁不舒，腰疼白浊，饮食减少。医以神术散及逍遥散治之不效，改用节庵再造散，反增喘咳。脉微细如丝，两尺伏。

**案：**此症系相火不守，上烁真金也。此时只宜开肺郁，而壮水以制火耳。门人问曰：此人脉象微细，而师云火盛，何也？师曰：尔不知尺寸三部，皆手太阴之动脉乎？肺为诸脏之华盖，故藉以诊之耳。今三部皆微，正火烁真金之象。然亦必须合岁气天和之理而详审之，方无舛错。古所谓按脉切理者，原非仅浮沉迟数之大略已也。

川郁金三钱　白芷钱半　白薇一钱　薤白二钱　葛根一钱　赤芍药一钱　杜仲二钱，盐微炒　紫苏八分　白苏子六分　黑豆皮二钱

引用白果六枚去心，入煎，服六剂。

**释：**此戊午年谷雨后七日方也。太乙天符之岁，火齐水化

之年，水气原弱，况值二气厥阴之令，煽火而忤金，金不能生木，水亦不能涵金，而子母俱瘠矣。方用解散庚金、清润辛金之法，并乘月建天运之土气以生之，则金气从革，而水气有根，且可借其势以制风木，而不致有郁滞生火之患矣。

姚氏二十四，小产后，心虚忡怔，发热头运，食减神疲，夜不能寐，医以养心汤及归脾汤治之，反见舌燥唇焦、痰嗽气急之象。脉细数。

案：此系脾经不能摄血，而卫气无所归也。其法当先以养阴为主。服五六剂后，乃用补阳之剂。女子阳藏于内，阴包乎外，阴不固则阳泄而神疲。服此方六剂后，虚象必减，仍用归脾汤可也。

鲜生地钱半　鲜首乌二钱半　白芍钱半　云苓钱半　鲜石斛三钱　炒山栀钱二　木通钱半　知母钱半　砂仁钱半　陈香橼五分

释：此戊午年谷雨后八日方也。天符气运说见前章。盖少宫属脾，辰土属胃，火齐水化之年，二土皆为爟①而津液渴竭。师用滋液降火之法，即本古方四生丸之意，而变化用之者也。然亦适值前医补益乖方之后，间人用之，损有余即以补不足，因利乘便，取效甚捷。若非有温补之剂屡服于前，吾师决不轻用寒凉于小产、血崩之后也。然亦据此不足之症言之耳。若兼客病火邪，又当别论。

按归脾、养心二汤，内有枣仁、远志诸味，尚有敛火归元、养血宁心之意。心即火也，血即水也，火敛自然水生，心宁自然火熄，与此症理原不悖谬。但此年天符属火，客气又逢风木，风助火威，势甚猖獗，一味温补，何能有济？若非吾师之醍醐

---

① 爟（guàn 灌）：烧灼。

甘露，急救于涸辙之中，吾不知此症作何底止矣！李云图识。

**罗氏**三十一，经期无定，淋浊不止，少腹痛，气逆呕哕，咽痛头运，嗽有咸痰。脉寸虚大，关实而滞，尺濡弱。两尺应伏，今见濡弱，湿胜而阴亏也。

**案：**血气凝结，经络有亏，治法亦不过调气以养血海之脉耳。

血余炭三两　红花炭一两　龟板二两，醋炙　黄柏二两，盐水炒　鲜地黄三两　桑白皮二两　麦冬两半　吴萸八钱，姜制　桑螵蛸二两　山羊血一两五钱　山慈菇一两　紫苏梗一两　益母膏四两

蜜丸，每服四钱。

**释：**此戊午年小满后九日方也。月建巳火，节过小满，正当少阴司天之气，丸方原宜主之。而天运之少宫未退，待芒种十日后，方交太商之运，故方内预用保金益水、滋阴调血之味。其余总以降火敛火为用者，恐太乙天符之岁，火不归根，上烁真金也。至于月建属丙火，司天属丁火，此正铄石流金之候，若不预为防闲，恐至五月丁火当令，贵人乘权，阴血亏损之人难于支持耳。

**吴氏**三十五，口苦呕逆，心疼胁胀，腰膝牵痛，不能转侧，医以逍遥散、复脉汤及舒肝养血之药，年余不效。脉寸虚大，关弦细，左右尺皆虚。

**案：**此少阳之症。少阳与肾经为表里，此体而彼用。肾阴中有阳，胆阳中有阴，水能生木，木能生火，故曰相火寄于肝胆之间。其色青，阳木也。人但知木病而不分阴阳，故困顿至此，亦几希矣。今惟用滋水以舒胆经之郁可也。

山萸肉三钱　肉苁蓉二钱　元参三钱　丹参三钱　黑料豆钱半　菟丝子二钱　知母钱半　黄芪一钱　杜仲二钱　木香钱半　木通钱

半　干姜三片

**释**：此戊午年芒种后二日方也。天运少宫，月建午火，节至芒种。久属少阴司天之令而病属少阳，故以阳木之味为君，少阴之味为臣，少阴与少阳本相配也。至于少宫属阴土，乃阳木所赖以滋长者也，补之疏之宜矣。复用苦泄之味以清其火者，何也？土为火之子，天符火盛之年，少阴嫌其太实，实则泻其子也。况丙丁同旺于午，泻己土即所以泻丁火也。而又必兼用补土之味者，以此症本非实症，且欲藉以降君火而摄相火也。此等真机，世医罕识。

［批］少阴司天，而病反在少阳者，阳不配阴也，故方用扶少阳、抑少阴之品，抑少阴之火而复滋少阴之水者，少阴水能生阳木也。

**郑氏**二十二，痞结少腹，绕脐切痛，白带时下，月候不调。脉两关紧细而实，两寸长滑而小，右尺涩而微，左尺数而革。

**案**：此任脉不行之疾也。

云母石二两　阳起石二两　杜仲一两　龟板三两　菟丝子一两大腹皮二两　木香一两　黄柏两半　女贞子二两　益母膏二两　知母二两　丹皮三两　泽泻两半　桔梗二两

萱草根四两煎汁，和蜜为丸。每服三钱半，随意下。

**释**：此戊午年芒种后三日方也。此章气运与前章同，而用药迥不相侔者，前症属阳火之郁，故用降火滋阳①以解其郁，此症属阴火之滞，似宜滋阴益血以行其滞。然而有难焉者，右尺之真火不旺，则滞者不得而通。奈天符火盛之年，阳火一起，恐阴火挟其势而为灾，此丹皮、龟板、菟丝所以监阳起石、云母而用之也。左尺之真火不旺，则阴血不能滋长，少阴之君火

---

① 阳：疑为"阴"之误。

无制。奈少宫之湿土未退，而太商之燥金将行，湿热不清，恐土郁而金气不滋，土郁则火不下济而上炎，金不滋则火反食气而内灼，此泽泻、黄柏、腹皮所以辅杜仲、知母、女贞而用之也。至于萱根、益母调经滋血，不过用为治标之药耳，本方枢要反不在此。

[批] 少阳主气之时，恰值少阴司天之令。以主客言，则为客胜主；以君臣言，则为君位臣。方用扶阳配阴之法。若不甚犯乎者，以其理木顺耳。

**范氏**二十六，妊娠受湿，肢体俱肿，头运恶寒，呕逆身重。脉浮部滑，中部郁濡。

**案：**此乃肝经不得流畅所致也，当先用末药调之。

青木香五钱　青皮钱半　当归二钱半　苏子一两　白芷一两
秦皮一两　秦艽一两

共为粗末，分三次煎服。

**释：**此戊午年芒种后七日方也。月建丁火，司天又属丁火，火旺则木母之泄气太甚，故肝经不能行湿而成痰。火旺恐天运之太商将至而不前，而胃失传宣之令也。且木必得金气以剪刈之，而后乃发荣而滋长。《诗》所谓修之平之，攘之剔之者，非其理之较著者耶！

服前方湿退肿消，病者不复加意，夏至候，阴雨连旬，偶因坐卧湿地前症复作，更觉腹痛气胀，舌青面赤，医知为死胎当下，用加味芎归汤不效。

**案：**此由脾经受湿而血滞也。盖脾统血者也，血不归阴则胎失所养，非朝夕之故矣。调之无益，当用标本兼治之法，以治脾之药为主，而以去恶之药为用。幸系藜藿①之人，元气不

---

①　藜藿：吃野菜。

弱，可无害也。

桂心一钱　瞿麦二钱　龟板三钱　肥牛膝三钱　归身三钱　红花一钱　木香一钱　制首乌钱半　白术钱半　厚朴一钱　朴硝一钱

煎服一剂，越二时，死胎即下。接用金匮肾气汤合八珍汤，重加丹、元二参，及酒炒麦冬、粳米，五剂而起。

**释**：此小暑前五日方也。天运太商，月建将交未土，况有天符之火生之，此戊己二土得令之时，故就其势而用之，使血气易于流畅，而死胎乘势而下矣。

火齐水化之年，即此等症亦须顾此大旨，方无后患。桂心用以趋下，朴硝正可监之。龟板、首乌滋阴保水。天运地气，委曲周详，此所以指到春回也。邵玉符记。

**黄姓**二十，因夜行感风露而病，病二三日，忽大饥馁，食饮数倍于常，后即狂躁谵语，耳聋目暗，大小便闭，寻衣摸床，撮空理线，面色赤黄。脉形促代。

**案**：此岁令、月令相兼，而成太阴火湿之疾。其症谓之癃闭，抑所谓闭者开之，宜早用大汗之法，可以变轻。夫汗而曰大汗，兼吐也。今脉息促急，正大闭之候，奈予适有京口之行，今且酌用二剂，后可令吾徒顾生药田治之。

广郁金四钱，酒炒　香薷三钱　香附三钱　赤芍二钱　鬼箭羽钱半　猪苓钱半　葛根钱半　砂仁二钱　绿豆粉钱半　皮硝钱半萎仁三钱

日服一剂，夜服一剂。

**释**：此戊午年大暑后八日方也。八方虚风，夜感最甚，固不必尽在太乙游宫之日也。人犯一虚，皆易致之。汗之不早，而岁令、月令相挟，而成胶固之疾矣。此刻客运太商，月建未土，客气属太阴湿土主事，火齐水化之年，阴土因火而湿热黏

滞，阳金遇火而镕铸坚实，故有癃闭之象。所谓初起可用吐法者，太商属庚金阳明之所主也，阳明之戊土既开，斯太阴之己土不至于大闭。今既耽延而失事机，只得清散阳明，且为开导太阴之先声耳。太乙游宫说，见二卷。

后一日换方。

**案**：药田子曰：此疾盘踞坚城不下，将如药田之非穰苴①何！只得仿先生之法而用之。但病势沉重，外托难清，将来恐不免于入里耳。

郁金四钱　苍术三钱　厚朴钱半　天南星钱半　朴硝一钱　木香一钱　降香末一钱　半夏钱半　红花八分　生姜钱半　竹沥钱二露蜂房一钱，茶清洗，炙存性

照上服二剂。

**释**：方仍前意，只清金燥土之味，较前觉力锐耳。

按露蜂房色灰白而味甘平，乃阳明金土之药，本胡蜂之津液结成，又受雾露清凉之气，所以主治惊痫瘛疭、寒热邪气；又薄膜空虚，有似人之膈膜，故能治皮里膜外之邪，为上焦清热祛风之妙品。世医以其有毒而弃之，独不思《周礼》聚毒以供医事者，何谓也哉？又不闻仲祖鳖甲煎圆已用之乎？江成忠志。

服前方，狂躁稍减。

**案**：药田子曰：病有渐退之机，只脾经之气未舒，故犹滞而未下达。

郁金三钱　砂仁钱半　广藿香三钱　木香钱半　夏枯草钱半木通一钱　枳实二钱　桔梗钱半　香附子二钱　熟军钱半　猪苓钱

---

① 穰苴：即田穰苴，生卒不详，春秋末期齐国人，著名军事家。因任司马，又称司马穰苴。治军严整，深通兵法。

半　泽泻钱半　芦根三钱

照上服三剂。

**释：** 此方利气去湿，人所易晓，惟夏枯草近时专用为肝经药，不知《本经》谓气味辛寒，禀金水之气，而内消坚积，上清火热，又能使水气上行环转，故与泽泻、木通同用，使水气上行，以清其火而利其湿也。

后二日换方。服前方，觉胸肋微响，而积滞究未下行。

**案：** 药田子曰：热入胃经，而三焦之火不能下济，湿滞过盛也。

生山栀二钱　元胡粉钱半　野荸荠粉二钱　枳壳钱半　藿香二钱　天花粉三钱　天冬三钱　芸香二钱　降香末钱半　山萸肉钱半　熟军钱半　柏子仁二钱　大青叶三钱　水菖蒲根钱半，淡盐水炒　芦根二钱

照上服二剂。

**释：** 火盛水衰之岁，天地否塞之人，未有不为后天之未济者。盖火冒于上，非降之所能下，故用萸肉从少阳之木火以引之，用甲木以化己土也。又恐屡用寒峻，有碍生生之气，故用柏实之甘平以除风湿，而兼芳香醒脾之意，备病愈之后，土气易复。用芸香亦是此意，兼有活血解毒之功也。水菖蒲利湿开郁，功用颇捷，但嫌走泄过甚，故用微咸以制之，但令散结而不致伤气。此皆师传心法，因体师心而不敢秘耳。

服前方，积滞连下，谵语间作，遍身搔痒，舌燥唇裂，目黄脊痛。脉洪长。

**案：** 药田子曰：得易溃之城，而无可守之资，如宋赵葵①

---

① 赵葵：南宋儒将，一生以儒臣治军。入汴京而粮草不济，失败而回。

之入汴京然，贼虽逸而主不能守，招徕之功亦不易也。且大贼虽逸，而小腆①不靖，亦须剿除也。

生首乌四钱　熟首乌二钱　茯苓二钱　黄芩二钱　鲜生地三钱枳实钱半　阿魏钱半　石菖蒲钱半　寒食面三钱　木通钱半　生山栀钱半　木贼一钱　白茅根二钱　大青叶二钱　紫背浮萍三钱　明雄一钱

服三剂，日一服。

**释：** 太阴之湿热，非得太阳之水气以滋之，则里热无所泄；非得太阳之正气以照之，则表湿无由清，夫妇之义也。但太阳之气，必藉肾经真水以养之，而后黄赤二道运行乃归乎常度，此浮萍、木贼所以随首乌、生地而用之也。且木贼性能制木，与大青、黄芩俱兼平治少阳之意。盖火盛水衰之年，相火易动，前之养其势以化己土之郁者，权也；今之平其气以安戊土之位者，经也。经权得而用药之能事过半矣，余俱清理阳明之品而已。

利后觉渴欲饮水，勉进焦米汤半盏，尚未贪食。

**案：** 药田子曰：病愈矣。

天门冬三钱　黄芩二钱　黄柏二钱　黄连五分　麦门冬三钱朱砂六分，研　阿魏一钱　白芍钱半　青木香钱半　当归钱半　川芎一钱　苍术三钱　陈香橼八分　稻根五分　陈萝卜蘡二钱

**释：** 此立秋日方也。月建改属申金，合于天运之太商，故药用清阳明之燥火者为多。阳明之火一清，而金水之气日益滋长。斯泰交之象见，而既济之功成矣。

---

①　小腆：小国。《尚书·大诰》："殷小腆，诞敢纪其叙。"孔颖达疏："殷本天子之国，武庚比之为小，故言小腆。腆是小貌也。"郑玄云："腆谓小国也。"

**张氏**二十五，感时令之气，举家患痢。此症因霍乱后多服阴阳水而成，其势尤重。脉浮部数，中部滞，两尺沉。

**案：** 万物不畏阳火而畏阴火，如雷火遇雨而炽，今岁之谓矣。况秋金喜润而恶燥，遇阴火则暗为销烁，其治大抵以润燥降阴为主。但天有节气，当知随时变换。人有体气，当知相势转移。如此症，则兼脾经湿满矣。

赤芍钱半　牡丹皮二钱　泽泻三钱　苏叶钱半　红花一钱　猪苓二钱　厚朴钱半　广木香钱半　青蒿一钱　砂仁八分　瓦松三钱，焙干

**释：** 此戊午年白露前四日方也。《经》云：天气不足，地气随之；地气不足，天气从之。本年天符火盛，虽运交少羽，气在太阴之末，而火气暗煽，真所谓阴火潜然也。阴火烁金，甚于阳火，中之者较常愈剧。况因饮水过甚，脾受湿邪，金燥于上，土湿于下，最为棘手。计惟有重用泽泻、瓦松，使少羽之水气上行，以润阳明之燥，而散阳明之血也。

又换方。

陈皮二钱　半夏钱半　夏枯草钱半　净银花三钱　葛根三钱　白茯苓三钱　砂仁二钱，土炒　淡竹叶二钱　白术钱半　泽泻二钱　当归尾三钱　木香钱半　木通一钱　柴胡八分　青竹皮钱半

**释：** 此白露后四日方也。月建改属酉金，而客气值太阴、少阳交代之时，于《易》雷出地奋，豫之象也。亦即律书林钟生太簇①之义。方用疏理太阴之味，即寓清散少阳之意。盖少阳属木火，恐火运太过之年，至此而复有销烁酉金之患也。

**周姓**四十，因患时痢，而下血不止。脉迟细而缓。

---

①　林钟生太簇：十二律为黄钟、大吕、太簇、夹钟、姑洗、仲吕、蕤宾、林钟、夷则、南吕、无射、应钟。根据其所采用的三分损益法，太簇由林钟三分益而来。

**案：** 脾土失守，下克肾脏，肾不交心也。

茯神四钱 朱砂六分，研 龙眼肉二钱 远志肉三钱 白术二钱，土炒 黄芪一钱 生杜仲三钱 北五味二钱 白芍二钱，醋炒 川文蛤三钱 紫地丁钱半，酒炒 归身二钱 红花炭一钱 木瓜炭八分 京墨七大匙，磨汁 乱发一小团

服六剂。

**释：** 此戊午年寒露后八日方也。癸水之运，适值戊土之月，戊癸相合，理应化火以生土，乃君火之气稍弱，而客气少阳相火反挟其势以上夺君权，于是火上炎而土下陷，水为土遏，而手足少阴之气不交矣。为今之计，惟有敛少羽之气，而助君主之威。坎离既交，而中宫得所安宅。不重治相火，而相火自不敢肆。君明则臣良，不诚然哉！

后六日换方。

前方去五倍子、杜仲，加：

公丁香一钱 炮姜二钱 茯苓钱半 郁金一钱

服五剂再看。

**释：** 靖戊土之气于上，培己土之气于下也。

又六日换方。

**案：** 气尚不能御血。

北五味三钱，炒 当归三钱 黄芪二钱 白术二钱，土炒 茯神三钱 远志二钱 连翘心五分 竹叶心八分 砂仁六分，炒 川芎八分 甘草六分 秦艽一钱 金狗脊钱二 黑豆皮一钱 百草霜一钱，绢包煎 藕节二钱

**释：** 心为血主，脾为气母，心火不下降，则血不归脾，而脾无所养。血不归脾，则为相火所挟而妄行。脾无所养，则气不能摄血而任其下注矣。方内重用补心，亦微兼清火之意。故

君主清宁，而相臣不得而挟之。更扶己土以制少羽之水，则脾不受湿而摄血，更觉有力。至其重用北五味，以助收摄之势者，非徒敛少阴之血而不使下泄，亦以摄少阳之气而不致上凌也。此所以有立起沉疴之效欤！

**喜子**十二，平日常起红疹，此时更觉身热头运，衄血吐血。脉细数而紧。

**案：**此包络之相火上凌肺金也。相火藏于命门，而寄用于脾胃二经。肺为华盖，又心之舍也。天下有臣乱而君宁者乎？

元参三钱　丹参三钱　桑寄生二钱　黑料豆三钱　黑芝麻四钱　紫苏叶钱半　苏木一钱　桔梗钱半　牡丹皮二钱　知母一钱　甘草八分　白归身三钱　防风一钱　茜草根钱半　灯心一分　童便一盏，同煎

服五剂。

**释：**此戊午年大寒前一日方也。本年阳明在泉，因天符火甚，金气失政。又届来岁太阴司天，厥阴初气之令，月建丑土，天之初运；复值少宫巳年，为土运不及，而司天助之，亦得平气。此时土气乘运乘月，真金墓于丑土之中，而手厥阴之相火乘时而灼肺，庚辛同源，此病发之所以较重于平日也。方借冬令水旺之气，以制相火而涵金。复借初气之风木，以疏土而出金。金气清宁，而君主得位，斯权臣屏迹[①]，不至有挟血妄动之虞矣。

**癸亥**厥阴司天，中运少徵，少阳在泉，水兼火化，左尺不应，岁会

　　初气大寒交主厥阴，客阳明，二气春分交主少阴，客太阳，三气

---

① 屏迹：避匿，敛迹。《晋书·卞壸传》："转御史中丞，忠于事上，权贵屏迹。"《北史·拓跋景山传》："法令明肃，贼盗屏迹，部内大清。"

小满交主少阳，客厥阴，四气大暑交主太阴，客少阴，五气秋分交主阳明，客太阴，终气小雪交主太阳，客少阳。

初运大寒交主太角，客少徵，二运春分后十三日交主少徵，客太宫，三运芒种后十日交主太宫，客少商，四运处暑后七日交主少商，客太羽，终运立冬后四日交主太羽，客少角。

**吉女**十七，经闭年余，饮食减少，小腹痛引腰脊，周身脉络不利。脉右寸微数，余俱沉细。

**案：**癸水起于督脉，督脉阳气不得固抱，而孙络俱受癥结。主疲而辅亦壅耳。

黑豆皮二钱　乳香三钱，包煎　老松节钱半　砂仁二钱，土炒面神曲三钱　天花粉二钱　青蒿二钱　葛根钱二　整木瓜一钱　白术二钱，土炒　陈皮一钱　桑白皮二钱　菟丝子二钱，土炒　升麻六分　海桐皮二钱

松子、莲肉焙黄各二钱为引。服九剂。

**释：**此癸亥年立春前七日方也。病非起于一朝，原于此时节气无干，而用药之道必推气运者，病因气运而默为传导，《经》所谓必先岁气，无伐天和也。壬戌、癸亥，在纳音俱属大海水，水脏不足者，运行多失其度。盖督脉者，人身之赤道也。督脉起于海底，能运水之精气上行腰脊，因以滋养百脉。今督脉失转枢之令，阳气不能上行，则阳脉不固。而癸水又为月建之丑土所阻，不能上滋阳明，此所以宗筋不润，孙络亦因之而结矣。况本年水兼火化，又有真阳下陷，阴湿侵脾之患。方用活血去湿、调气助阳之味为主，佐以阳明升举之药，又借司天之木气，以疏丑土之郁而去其湿，欲其清阳上行，初气阳明乃得传布水谷之精华以润宗筋也。然孙络之癥结，究有木郁之形，故用海桐从阳明之金象，通行十二经血分之凝滞，以燥湿而去

结。真所谓体用兼到，而理法一贯也哉！

服前方，经络少舒，身痛大减。但饮食未增，月事不行如故。

案：女子腹阳而背阴，此时督脉阴分与阳任不交，又值水旺之时。水，火之牡也①，火弱不能配水，则受制于水耳，亦深症也。然却以清土之浊气，养水之清气为主。

酒炒白芍钱半　醋炒白芍钱半　生枳壳钱半　麸炒枳壳钱半　酒炒红曲钱半　土炒红曲钱半　谷芽钱半　麦芽钱半　香附钱半，醋炒　全当归三钱，酒浸土炒　木通八分　菟丝子一钱，土炒　郁金二钱　川楝子二钱　僵蚕二钱　原蚕砂二钱　桑皮二钱　白蔻仁八分

服八剂。用白蔻者，性阳而能去秽也。自记。

释：此立春后十日方也。水兼火化之年，阴盛阳衰，故凡癸水之浊阴有余，而壬水之清阳不足者，己土每易于泥泞，而戊土亦因之而难于散布。方因客气以清阳明，因月建以舒甲木。而复因司天之气而理乙木者，疏己土之气，即以泄癸水之浊清也。盖任脉行身之前，所经多厥阴、太阴之分故也。方内重用红曲、当归、菟丝、白蔻，皆兼扶助少徵之气，使火旺而后不为水屈耳。

服前方，饮食渐进，滞血下行。但觉阴虚微热，作渴喜冷。

案：将来可用官方治之，只此时要治气而调温凉之宜。不然，又恐举之如燎原也。然今之潮热，亦不过金木相争之余焰，象如钻燧耳。

---

① 水火之牡也：水是火之主、之夫，火受制于水。出自《左传·昭公十七年》。《正义》曰："兽曰牝、牡，牡是雄也。阴阳之书有五行嫁娶之法，火畏水，故以丁为壬妃，是水为火之雄。"

枳壳三钱，麸炒　香附二钱半，醋炒　神曲三钱　天花粉三钱 青木香钱半　元参三钱　丹参三钱　原蚕砂三钱　桑白皮二钱　海螵蛸一钱　甘草一钱　知母一钱　地骨皮二钱　桔梗一钱

用新麦根、陈麦秆为引。引木气之上升者也，自注。

服十剂，热渴已除，月峰子接用加味香附丸，少加艾叶、椒红、海桐皮调之愈。

**释：** 此惊蛰后七日方也。月建乙木，并入司天之气用事，而初气之阳明究未退令，是以金木交争。久病逢之，恒多变象。盖阳金多燥，阴木易熇。《经》云：二火合并，谓之阳明。将来七日之后，即交太阳二气，恐太阳之寒水无根，而标热并入火脏，将难于措手。方内重用丹、元二参，及花粉、知母，以清阳明之燥火，待阳明退令、太阳乘权之后，则事机顺手。故但用官方调之，自有破竹之势。

按此方用知母、元参，乃一时权宜之法。因有扶火之剂屡服于前，而脉息稍有右关数大之形，将来又欲滋肾扶阳，以启寒水于下，故当此交会之间，偶一用之，以为送旧迎新之法。所谓动静翕辟①，互相倚伏也。不然，水兼火化之年，阳虚火弱之症，可轻用寒凉耶？江成忠记。

**郑氏**三十四，腰疼腹痛，寒战不食，精神散慢，似寐非寐。脉象沉细无力，尺尤甚。

**案：** 论纳甲，则去、今二年一气，其症居阴分水脏者为多。顾于岁属水，而于时属阳明，于司天则又属厥阴，厥阴遇风则动而多躁，遇火则郁而多阻，阳精入海中而云雾掩之，计都为

---

① 翕辟：开合，启闭。语出《易·系辞上》："夫坤，其静也翕，其动也辟，是以广生焉。"

之蚀也。偶一言及，学者可以类推，此症系水木二脏之疾。

牡蛎粉三钱　煨益智三钱　杜仲三钱　苏木二钱　金石斛二钱
青蒿二钱　青木香钱半　当归四钱　白芍三钱，醋炒　赤芍钱半　郁
金钱半　升麻八分

服五剂后，用归脾汤治之愈。

**释：**此癸亥年雨水前五日方也。火运不及，水来兼化之年，初气阳明陷而未起，因海水之寒气过盛，而司天之风木湿郁不达。于《易》：风行水上，其象为涣也。幸而月建寅木，天运少徵，犹可借其气以升举阳明。阳精出海，而日月光华，罗计无从与之争道。方用收摄之品，以治阴之涣；用升举之味，以防阳之焰①。真能拨云雾而见青天也，其效宜哉！

附录及门问癸亥清明节时令治法。

**案：**此刻以五行衰旺而论，至季春而木气渐老，火气稍旺。但君火为司天之气所掩，不能与太阳相配偶，而太阳之功用不能上济，此时令之郁于阴者然也。大约宜养少阳而兼散厥阴，使太阳能合于君火耳。药物如生地、紫苏梗叶、姜皮、杏仁、桑蕊、桃脂、山栀、桔梗、神曲、马兜铃、榆赤皮、樗白皮、秦皮、藕节、橘叶之类，皆可择用。而桃杏尤用事者，佐其施用之权耳。

**释：**水兼火化之年，离宫过弱，不能合于客气太阳而正向明之位。亦因司天气旺，木盛火遏，而中运不得令也。药用宣达太阳、滋益少阴之味，使之相济，却借春令之木气以克土而生火，则少阴得气，而太阳之标热宣通，不致为岁运之水气所遏，且不为月令之土气所阻矣。

---

① 焰：疑为"陷"之误。

**连姓**十八，少腹时疼，医以温中、逐寒、导气药治之，不效。

**案：**其症系脾寒之疾。脾主少腹之里，而司流布精液之气，精气为寒所抑，往往有此。其致此者，总由受寒后未曾服药以条达之耳。今用煎剂治之，十服可渐愈。

神曲四钱　黄柏一钱，酒炒　苍耳子钱半　广郁金二钱　干姜八分　甘松八分　当归尾二钱半　原蚕砂二钱　丹参二钱　云母片五分　莲房二钱　藕节二钱

用黄柏者，其味入少腹下焦，其性滋润，故用为从治之引也。所谓寒因寒用者也。自记。

**释：**此癸亥年小满后一日方也。脾寒之疾，似以理脾为安，然厥阴司天，巳火临月，运临太宫，不能兼顾。即药克对证，效于何有？此方以戊土乘令，则用神曲、郁金以理之。丙火当月，则用黄柏、云母以清之。气行厥阴，则用莲房、蚕砂、苍耳以制之。又以水兼火化之年，务以滋养心火为要，则用归尾、丹参、藕节以助之。左顾右盼，变化因心。至于干姜、甘松，不过用为脾经治标之使耳。夫岂沾沾于理中汤讨生活哉！

又换方。

**案：**少腹乃脾之分也，凡有积寒在少腹者，恒难猝已。土性缓，且善藏故也。今虽小愈，宜仍用丸料调之。

石菖蒲两半，土炒　归尾三两　丹皮一两　黑芝麻二两　兔明砂两半　莲房两半　煨砂仁一两　干姜一两　甘松一两　红花八钱　海螵蛸六钱　甘草节一两

用桑汁及煨姜汁和蜜为丸，每服四钱，甘草节煎汤下。

［批］本年水兼火化，水盛考司天气旺，其不能生火者，火运不及故也。

**释：**此芒种后十日方也。少腹积寒之症，水兼火化之年，幸值月建丁火，自当借以为扶助火脏之用，此重用菖蒲、归尾

之意也。但气行厥阴司天之令，不可不兼清包络，此用丹皮、莲房之意也。天运换交少商，不可不兼理辛金，此用兔砂、桑汁之意也。足厥阴属乙木，与手厥阴属丁火，气同而脏异，不可不滋而养之，此用红花、黑芝麻、海螵蛸之意也。脾土虽不乘时，乃司天之妻而月建之子也，故用标药数味为使，干姜、甘松、砂仁是也。

按兔砂，方书只用明目退翳及劳瘵杀虫之用，以其气味辛平，禀秋金光明肃清之气故也。本草又载明月丹一节，盖兔曰明视，月之精光亦曰兔魄，则是在天为太阴之精，而于人为手太阴藏魄之处所用也。诸书未言其理，故附记于此，以备参考。江成忠记。

薛女十二，平时小便不禁，两足小指忽然肿痛，渐觉臭烂，十余日后脱落一节，渐次至无名指及中指，皆肿痛脱落一节，而小指二节又脱落，肿至足跗，势犹未止。请医诊视，俱云不治。脉极沉微。

案：此症感厥阴之气而克土，湿土又因阳明之燥气而湿反下注。盖釜气不上蒸，则流于釜底，而薪为之蕴热也。流注久则浸润为害矣。且筋为木支，骨为水支，肉为土垣，三者俱伤而后有此。依经施治，惟宜补水脏而用壮阳之味。极阴之地不得日光，则草木无生气矣。书此大意，以后可令吾徒顾生及从游李生兼治之。

石硫黄二钱，甘草水煮二次　益智仁二钱，胡桃肉拌研炒　鹿角胶三钱　於术三钱　骨碎补钱半　破故纸钱二　川芎一钱　升麻八分　芙蓉叶三钱　木香钱半，面煨　龙骨六分　乳香三钱　枯矾六分

此症要用牛黄、鹿茸方好，以难得真者，权且服此，只难猝效耳。

**释**：此癸亥年春分前五日方也。厥阴司天之岁，水兼火化之年，月建卯木，乙癸之气过旺，司天先期用事，故有风木克土之症。厥阴不从标本，从乎中气，少阳火气素弱之人，从化不能，而木亦败矣。且阳明初气用事已久，土脏衰弱，湿为燥逼，以致湿气下注，更感初运少徵之气蕴而为热，如积薪然，蕴热已久，朽腐随之，总由日光不照之故。所以全方俱重壮阳，而惟用芙蓉叶之凉血止痛、散热消肿为使也。

三日后换方。

**案**：药田子曰：大凡足三阴之脉，俱络踝而包指。指既难包，未知踝能络否！今仍用壮阳以摄阴之法。

参三七二钱　於术三钱，炒　桂心钱半　血余炭三钱　黄芪二钱　当归四钱，酒炒　川楝子二钱，炒　补骨脂钱半　牛膝二钱　续断二钱半　风子肉钱半　芙蓉叶钱半　枳实钱二　人中白二钱　人中黄二钱　泽泻钱半　女贞子二钱　熟地三钱　制附子八分　苏木八分

引用鼠妇八个、白花商陆根钱半，仍服四剂。

**释**：此春分前二日方也。此与前方理法相同，但用阴湿有毒之味为引，欲其以类相从，而至于极阴之地也。此时二气之太阳将交，初气之阳明尚留，因其留而推之，枳实不为猛也。因其来而迎之，泽泻、商陆不为泄也。盖寒水将至，正可借其气以清热，但虑其过盛而助虐耳。方内用药二十余味，攻补兼施，阴阳岐出，而条分缕晰，脉络贯通，非才大心细者不能办此。

又换方。

**案**：云图李子曰：此时当兼用以土制水之法。

肉果一钱，面煨　砂仁二钱，面煨　丹参四钱　白扁豆五钱，炒

焦杵　黑豆五钱，炒杵　秦皮二钱　土茯苓四钱　风子肉二钱　牛膝三钱　熟地四钱，炒杵　元胡索钱半　制附子一钱　合欢皮钱半　火麻根钱二　白马溺一大盅

释：此春分后一日方也。二气太阳已交，寒水之气复加于下，非重用土味以制之不可，故此方大局皆主此意。又重用丹参者，借少徵之运以生土也。前此非无芪、术，而不能专主克水者，以太阳未交故也。

又换方。

案：药田子曰：风木司天之岁，寒水主令之时，其象为涣。大约由阴屈于下，而不能上腾。此又群龙无首之义。对参易数也，履霜坚冰，其所由来者渐矣。

龙骨二钱　龙齿三钱　五倍子一钱　五味子三钱，面煨　牡蛎粉三钱　川楝子二钱　党参四钱　泽泻二钱　赤苓二钱　红花八分肥牛膝二钱　黄芪四钱　黄精钱二　益智仁三钱，胡桃肉对拌蒸　夜合子一钱　大栗子四枚，用猪肾一个同煮一柱香，分三剂

夜合子乃肾经温敛之味，疝气方多用之。自记。

[批] 厥阴为东方青龙，龙喜水而恶寒，寒水气盛，故有盘蛰不安之象。方内两用龙品，皆所以安厥阴也。其用温补脾气、敛水暖肾之品者，土气实则水不溢，肾气暖则寒自解失。

释：此春分后六日方也。用太阳寒水之味固宜，而复多取少阴之味者，所以配太阳而滋其源也。此后七日当交太宫，故重用参、芪、黄精，以迎接金土之气。更叠用固涩之品，使水气不致外散，将来可垒土以防之也。

又换方。

案：云图子曰：今堤岸有基矣。却用治标之物，随手拈来。

猪蹄筋八钱　猪脊髓一条　豆腐锅巴一两　猪胰一块　火麻根

五钱　瓦楞子五钱　瓦松一两　骨碎补二钱　见肿消三钱　狗脊二钱　熟地五钱　菟丝子三钱　肉苁蓉一钱　益母膏二钱

**释：**此清明前四日方也。运交太宫，气属太阳，月建将近辰土。虽曰治标，大抵不离水土二脏者近是。

按瓦松入金土之分而去湿毒，且有去瘀生新之用；瓦楞子除坚结而消恶血；火麻根治折伤而散滞血。此方着力全在此等处，不然与平补之剂何异哉？王灵山志。

又换方。

**释：**药田子曰：前方用法甚好，今用其意，少加和血之味耳。

金狗脊二钱　猪蹄尖一对　牛膝三钱　川椒钱半　川楝子三钱　风子肉三钱　洋参钱二　当归四钱　制首乌四钱　白蒺藜二钱　熟地四钱　砂仁钱半，土炒　小茴香钱半　香草二钱　芙蓉叶三钱　龙骨五钱　血余炭二钱

**释：**此清明后四日方也。月建换交辰土，合于天运之太宫，故方内多兼燥土之味，乘运之旺，以补人之不足也。余用少阴之味，以配客气之太阳者。欲其水火不相射，乃和解之要法，师长之心传也。

按刺蒺藜色灰白而多刺，乃阳明金土之药，按《本经》主治之文可见。近世以为肾、肺、肝三经药者，误矣！别有沙苑蒺藜，形似羊肾，则兼滋益肾脏之用耳。又香草一名省头草，芳香开胃，醒脾和血，乃古之泽兰。今肆中所谓泽兰者，不知何物，全无香气，医者习用不察，殊觉可笑。王灵山记。

又换方。

**案：**云图子曰：诊之觉督脉稍贯，此时正好滋养。但肾气未复，而木气泄精过甚，宜用壮肝肾二经之法。

雄乌骨鸡一只，骨熏杵，肉另炙，杵碎　川乌七钱二分　川楝子一两八钱　刘寄奴二两　蟹壳六十个　藕节二两五钱　蚌壳二两，磨去粗皮　云母粉二两四钱　红花五钱　当归二两　金狗脊二两　乳香三两六钱　鹿角胶一两二钱　火麻根六两　瓦松六两　桃胶一两二钱

上药一料，分六次煎服。

**释：**此谷雨前五日方也。金土有基，则水木之气易瘳，右实则左虚也，故方以壮水生木为主。取血肉有情之物者，味厚而力足也。鸡属巽，乌骨属坎，一物而兼水木之精，功用最盛。佐以川乌温养脏腑，而附骨之风寒湿痹可除矣。其余如寄奴、蟹壳之续筋而散血，皆治标之味，而兼应月建之气与司天之令者也。

又换方。

**案：**药田子曰：余生平医此脱骨之症，迄少成功。大抵其人自虑不起，而忧惧悲愤之心煎熬增剧耳。此子幸喜年幼，未雕其天，但流濡其地耳。予意欲用胎羊骨最好，但难于猝办，今且半用敛摄之味治之。

象皮五钱　猬皮五钱　黄明胶三钱　驴皮胶四钱　乌梅肉四钱白槿皮五钱，连根　牛膝三钱　黄芪四钱，蜜炒　文蛤三钱　北五味三钱　原熟地五钱　归身四钱　土茯苓三钱　刘寄奴三钱

蝉脱、蛇脱为引。

［批］证本湿因燥逼，今仍用阳明敛摄之品者，前则脾气过陷，燥逼则下注，今则脾气稍复，燥敛则湿退也。若谓藉其气以制风水，则误矣。

**释：**此谷雨后一日方也。辰土者，艮土也，阳明之金土也。前方用蟹壳，而此方用象皮、猬皮，皆有戟刺之形，阳明之象也。阳明主周身之大络，阳明之气疏通而下行，阴湿自消除，而流注之患无矣。其余多收摄长养之味，大阵收场。有此巨观，

开后人无限法门。

又换方。

**案：**药田子曰：此症观成可望矣。语云：病加于小愈。戒之哉！

熟地五钱　益智仁三钱，煨　白附子一钱，炒　甘松三钱　狗脊二钱　象皮二钱　乌梅肉三钱　制首乌二钱　桑螵蛸三钱　黑豆皮二钱　龙骨二钱　炮甲二分　臭桐根二钱　猪蹄甲一对

**释：**此立夏前五日方也。用固敛温补之法，以壮水而坚肾。必用炮甲、蹄甲为引，方无浮泛之弊。

又换方。

**案：**药田子曰：凡一切大症成功，总须调养百日。盖十十者，地数之终，而天道小变之期也。至于用药，不过乘时以盗天地之机耳。

种术三两　桑螵蛸四两　黄芪四两，蜜炒　菟丝子三两，土炒　补骨脂二两　骨碎补二两　狗脊二两，酒炒　当归二两，土炒　五倍子两半　砂仁二两，炒　甘草三两，炙　陈香橼一两　黄鱼鳔十两，煎浓杵胶

上为丸，加童便十杯、原醋十杯和入，早晚服，每服四五钱。

**释：**此立夏后五日方也。运气同前，而月建改属巳火。方内桑螵蛸、补骨脂、黄鱼鳔滋太阳之气，更加童便以引之，所以应月令之丙火也。盖太阳本寒而标热，足太阳属水，手太阳属火也。

又换方。

**案：**顾生为予言：本三阴败坏之症，筋断脉绝，故费手至今。今加意调之，并可不致残废。宜乘此火令以续三阴之败气，

且微参外治之药。不然，恐日久更发也。

金狗脊三钱　良姜一钱　荜澄茄钱二　乳香三钱　焦楂肉二钱
没药二钱　续断三钱　种白术三钱，土炒　洋参一钱，酒炒　砂仁壳
一钱　炙甘草二钱　白芍钱半，酒炒　肥牛膝三钱　菟丝子一钱　象
皮六钱　秦艽钱半　牡蛎粉六钱

服十剂，可以住药。即十倍为丸，与前丸间服亦可。

**释**：此小满后一日方也。太宫之运未退，而厥阴司天之气
又至，当此水兼火化之年，得不虑木湿而腐、土湿而泥乎？非
乘此丙火之月建温养火气，将何以燥土之湿，而令水气得所长
养哉。

按前方用药颇重，因其病在极下之地耳。惟此轻重相间，
调理善后之方，固不专于治下也。王灵山记。

**周女**八岁，遍身黑斑，头运身软，神情昏惑。脉沉细无力。

**案**：黑斑之症，本不可治，比红紫者十倍。此子盖脾弱久
矣，故水不归垣，上乘金位而克火也。急须服药以泄其外。

［批］前薛女案湿为燥逼而下注，此云水不归垣，上乘金位，俱系先生创
论，而实有至理存焉，读者宜细会之。

黑羊血二钱　延胡索三钱　归尾三钱　花粉二钱　蒲公英二钱
升麻六分　皮硝八分　臭桐皮三钱　赤柽皮二钱　雄黄钱半　紫地
丁三钱　荷叶一大个　大贝母钱半　甘草节钱半　大青叶一钱

**释**：此癸亥年大暑前四日方也。气交之分，中运主之，本
年中运不及，胜气在水，更值厥阴司天谢事，客运之少商克之，
木弱不能生火而疏土，而素患脾弱之人为水所乘，而转输不灵，
而斑疹起矣。脾与胃相为表里，故方中以疏里①脾胃之味为君，

---

① 里：通"理"，治理。《穆天子传》："乃里西土之数。"

以条畅厥阴之味为臣，以清散少商辛金之味为使。而其大要，总归于扶火而抑水。盖羊为火畜，而血为心主，用黑色者，从其类也。佐以归尾、雄黄，助丁火以解癸水之毒耳。

后二日换方。

**案**：此时当兼泄其内毒矣。

黑羊血钱半　红花八分　归尾三钱　紫地丁三钱　海桐皮钱半鬼箭羽钱二　滑石二钱　石膏一钱　元明粉钱二　人中黄二钱　丹皮二钱　赤芍一钱　夏枯草钱半　五谷虫一钱　大青叶二钱　青荷叶一个

**释**：此方大意，与前方相似，但加入金体之味，以清理阳明耳。

后二日换方。

**案**：内毒未消，须更泄之。

瓜蒌仁三钱　陈莱菔二钱　猪苓二钱　当归三钱　炒芝麻二钱淡豆豉钱半　槐花二钱　红曲二钱　阿魏钱半　紫花地丁二钱　地榆一钱　枳壳一钱　甘草一钱　新靛花三钱　青稻叶三钱

**释**：节届大暑，地气改属少阴君火，少阳在泉之气与中运为同岁会，似乎较前节为顺，但胜气在水，则复气在土。且邪水上越之人，无有不亏真水者。故平土之中，即兼滋水之意也。

后二日换方。

**案**：清理阳明之毒，却宜兼用滋阴之味。

乌犀角八分，磨　郁金钱二　红曲二钱，土炒　熟军三钱　葛根粉二钱　丹皮二钱　泽泻二钱　生首乌二钱　熟首乌二钱　香薷二钱　藕节三钱　竹茹钱半　丝瓜藤叶共三钱

**释**：余毒濡滞于阳明之分而方兼泻太阴者，阳明从乎中气，燥从湿化之义也。但症本由阴虚而起，又值复气太盛，脉气反

虚，而重泄其阴，恐致变生他症，故用滋阴之味以坚之，而用犀角、藕节以散结清热，又恰好兼顾少阴也。

后二日换方。

**案：**此时则以理阴为主矣。

制首乌三钱　鳖甲三钱　茯苓钱半　女贞子三钱　归身四钱，酒炒　白芍钱半，炒　川芎钱二　黑豆皮钱半　生姜钱半　干姜八分红花一钱　藕节二钱　贝母一钱　茯苓钱半，乳蒸

**释：**土为少阴之子，木为少阴之母，自宜以理阴为主令。阳明之气未复，则少阴之水失其化源，少阴之火失所哺育。恐胃阳未舒，而经脉乏滋长之乐耳。故此方兼养金土之气，并滋水气也。

后三日换方。

**案：**此时荣清而卫不归脾也。调理后段，所系不浅。

煨木香钱二　砂仁钱半，面煨　白扁豆三钱，炒　楂肉三钱　嫩黄芪二钱　焦白术三钱　泽泻二钱　丹皮二钱　甘草八分　车前子二钱　赤芍一钱　红花六分　龟板二钱，煅研

荷茎、陈佛手为引。

**释：**症本由脾弱而起，故收场仍从月建为归根之路。至于用红花、龟板注重少阴，固为时令所当然，而实为补母之常法也。

按此症治法，难在前三节，泄外泄内，层次井然，却无强期速效之意，而动中肯綮①自然迎刃而解，神乎技突！江成忠记。

**袁女**十六，从春分节起，觉有寒积腹痛之疾，大暑后更兼牝

---

①　动中肯綮：比喻常常切中要害或抓住问题的关键。动，常常；中，切中，打中；肯綮，引申为要害或关键。

疟。脉寸口洪大，余沉涩。

案：其经属肝木，木气因感太阳寒水之气而本根先结。幸此时太阳之标尚达，其结者太阳之本也。若不早治，恐成痰饮，更难治疗矣。

乌药钱半　煨砂仁二钱　煨木香一钱　橘核一钱　橘皮二钱
大干姜七分　苍术二钱　白芥子二钱，炒　海桐皮一钱　香附一钱炒
夜合子二钱

橘叶为引。

释：此癸亥年大暑后十日方也。此时虽属地气少阴主事，而病却起于客气太阳之时，木为水淹，火绝化源，而土气愈寒，在泉少阳之气为寒水所隔，不能上合少阴，故见症如此。太阳本寒而标阳，中见少阴，今少阴之脉未病，则中气与标不隔，尚为易治。病本由于太阳，而用木香、干姜，却属足太阴，借月建之未土以制之也。芥子、橘皮又属手太阴，借天运之少商以养之也。凡此皆欲以太阴配太阳也。

又换方。

案：药田子曰：凡病原在下焦者，其症沉涩，以太阳阳明为表里耳。宜用温散之剂，微带清痰之法。

神曲三钱　红花八分　白蔻仁五分　石菖蒲一钱，酒炒　乌药
二钱　蒲公英钱半　缩砂仁一钱，连壳　青皮钱二　青木香一钱　白
蒺藜一钱　瓦松一钱　竹茹八分　威灵仙一钱　乌贼骨八分

案：此立秋后十日方也。太阳在外，阳明在内，固为表里；阳明在中，太阳在下，亦为表里。又值月建改属申金，故宜换用阳明之味。但少阴究系主令之经，故用神曲、红花引其气以下交于少阳。少阳为在泉之主，故用青皮、灵仙、青木香，借其气以上交于少阴。阴阳交，而君相二火可以相须为用，太阳

亦为阳土所制化，不得主持于中矣。少用乌贼，以为下焦引经之用，则又精密之至也。

**鲁女**十五，疟疾月余，服疟疾门诸方不愈。脉沉细而滑。

**案：**药田子曰：膜原有风痰，而阳明之转输失度，此格阴之症，宜开导其气。

黄连六分　干姜八分　白茯苓二钱　白茯神二钱　天南星二钱　秦艽钱半　寒食面三钱　泽泻二钱　丹皮一钱　炒枳壳二钱　淡豆豉钱半　麦芽三钱　薤白一钱　天花粉一钱　滑石二钱　淡竹叶钱半

**释：**此癸亥年处暑前二日方也。在泉与间气，本为一体，奈为月建之申金及天运之少商所阻，又时值阴霾，金气壅滞而生痰，以致少阴不能下济，而少阳不能上达。方内不用青皮、黄芩，而用麦芽、秦艽，所以养少阳之气也。

后半月换方。

**案：**云图子曰：湿盛阳虚之象，用顾翁之法，而小变其味可矣。

威灵仙二钱　寒食面二钱　肉果一钱，煨　杏仁钱半　海桐皮钱半　木香一钱　木瓜钱半　桔梗一钱　海螵蛸八分　泽泻一钱　秦艽钱半　甘遂六分　石菖蒲一钱　水菖蒲一钱

**释：**节近白露，天运换交太羽，少阳未达，而水气复增势于下。此时非燥土不足以制水，非抑阴不足以助阳。

疟后肢体浮肿。

**案：**药田子曰：土不制水，太阳之邪水妄行，而真水之源转涸。痰壅气滞，血不归垣也。

干姜钱二，炒　红曲一钱　桑寄生一钱　肉苁蓉一钱，煨　韭菜子一钱，炒　菟丝子钱半，炒　当归二钱　焦术二钱　白芍二钱，

酒炒　半夏二钱，姜汁炒　原蚕砂二钱，炒　地骨皮二钱，鲜　藕节二个　鲜合欢皮二钱　鲜橙树皮二钱　鲜橘树皮二钱

合欢能走孙络，橘皮能快气，橙皮则行气而微凉也。自记。

释：月建酉金，天运太羽，金寒水冷，相比而成寒水之邪，以致少阴少阳之火气不能相合。总由火运不及，水气太胜，土气来复，泄精过甚，少阳之火不能生之，少阳之木不能疏之也。故以扶木生火之味为本，而以扶土制水之味为佐。其不重用制水者，恐伤真水也。且此症之肿，本由阳虚痰壅而生湿，前方抑阴以助阳，此方壮阳以祛阴。用药之妙，言之难尽，读书者其善会之。

刘氏三十三，猝然心腹绞痛，用万应丹及阴阳水不效，势愈危急。脉伏。

案：药田子曰：阳明燥金，郁热之气逼之，不得转输也。急用地浆水一碗、大戟末一钱、麝香二厘，和入先服，再用。

淡豆豉一钱　牛膝一钱　桂枝八分　炒茯苓二钱　生茯苓二钱黄连六分　川芎钱二　甜葶苈七分　陈皮钱半　桔梗一钱　当归尾三钱　青木香一钱

蚯蚓泥搅水煎服，二剂。

释：此癸亥年处暑后五日方也。月建申金，天运在少商、太羽之交。申金属阳明，水谷之海也。少商属肺金，诸脏之华盖也。乃客气之君火，与天运将交之壬水，两相激射，交战于胃阳之分而成此症。方以调停水火为本，而以和畅庚辛为标。此所以有起死回生之效也。

后一日换方。

案：药田子曰：此时须开导郁结，不可峻下，恐成结胸也。

藿香梗二钱　郁金钱二　瓜蒌仁三钱　红曲二钱，酒炒　蜣螂

一枚，去足，炒　猪苓二钱　人中黄钱半　麦芽钱半，炒　茯苓钱半
鬼箭羽钱半　木通一钱　条黄芩二钱　香薷二钱，酒炒　葛根一钱
生姜汁半杯，和入

**释：**此方开导阳明之味较多，而云不可峻下者，盖邪在阳明之表者未清也。医之鲁莽欲速者，观此当知所警矣。

后一日换方。

**案：**药田子曰：此却可用消散矣。若云大下，犹未离中焦之分也。

广藿香三钱　乌药钱半　青皮一钱　瓜蒌仁三钱　泽泻三钱
丹皮二钱　薤白二钱　茯苓皮三钱　红曲二钱，酒炒　天花粉二钱
甘草八分　青木香一钱　阿魏一钱　大青二钱　竹茹二钱　皮硝钱二，一剂后加四分

**释：**此时天运全属太羽，而少商之运退尽，故方内但以庚金为主，而不复兼顾辛金也。观此可以悟医律之细。

后四日换方。

**案：**云图子曰：此时觉阳明渐解，但内热未退。宜用五苓散加减治之。

白茯苓三钱　赤茯苓二钱　官桂钱三　茵陈钱半　焦白术二钱
当归三钱　莱菔子三钱　木香钱二　大黄二钱，酒焙　枳壳二钱，炒
白苏子钱二　黑芝麻五钱　韭菜汁五匙

**释：**此白露前五日方也。阳明之表渐解，而后兼用利湿降气润滑之味下之，表无下陷之虞，里无留滞之患矣。后用此方加炒山栀子二钱半、条黄芩二钱，官桂减半，又服数剂痊。

**苏姓**二十八，疟久不愈。脉左弦滑，右关迟软。

**案：**药田子曰：此阴分有亏，脾经亦多滞气，而阳明转输无权也。服药四五帖，疟愈之后，仍宜服调荣之剂，方无后患。

草果钱半，面煨　鳖甲二钱，醋炒　白当归三钱　天南星八分
白芍二钱　枯矾八分　女贞子钱半，炒　桑白皮二钱　龟板二钱半，
醋煅　白芷八分，炒　泽泻三钱　原蚕砂二钱　车前子二钱，酒焙
黑铅一块

用黑铅者，取其镇肾，不使上助肝力也。自记。

**释：**此癸亥年春分前一日方也。客①气当少阴之末，而太
阴已交，未至而至，来气有余也。又值脾湿生痰之症，少阴气
弱，不能主之，而土气愈滞。方用养火之味为主，所以补少阴
之不及也。少阴之火，必得少阴之水以相济。然水气愈滋，反
足以助木而浸土，故方内既用利湿之味，以祛邪水，而复用黑
铅以镇压真水也。

**石姓**三十五，先天本弱，因读书攻苦，人事拂意，春间偶患
咽痛之疾，不甚经意，入夏渐觉腰胁肩脊俱痛，日晡潮热，头
运身疲，并咯血数口。脉细濡。

**案：**此少阴久泄其精，而力不足以生湿土，故燥金受烁也。

柏子仁二钱　枣仁二钱　甘草一钱　紫苏梗钱二　茯神钱半
莲房二钱　萝卜蒌钱半，陈　黑豆皮钱半　黑芝麻钱半　郁金钱半
麦芽二钱，炒　棕榈灰八分　瓜蒌皮钱二

橄榄核、灯心为引，服八剂。

**释：**此癸亥年小暑前二日方也。五运之中，惟少阴不司气
化。盖君火以明，相火以位，天君泰然而百体从令也。君火不
戢之人，适当火运不及之岁，又值午火未土之交，病焉得不剧。
方用扶火生土为本，而却兼用阳明之味者，以此疾感于本年之
初气也。至天运之少商，只用郁金、苏梗以静之。客气之风木，

----

① 客：原作"容"，据文义改。

亦只用麦芽、橄榄以清之可耳。

又换方。

**案**：真水不济真火，而无根之火因不足以燥湿土，而以类相从，则燥土受其病矣。此时可服煎剂五六帖。先治其标，后当用丸以壮其水也。

苍术二钱，泔浸　厚朴钱半，姜汁炒　缩砂蜜一钱，连壳　紫地丁二钱　甘菊八分　红花六分　麦门冬三钱，酒炒　黑豆皮二钱　黄连五分，吴萸水炒　姜皮一钱　桑皮钱二　水红花钱二　鲜蒲公英钱二　红黄鸡冠花钱半

**释**：此癸亥年立秋后十日方也。客气少阴主事，而方用平胃之味为主者，因病起于阳明，月建又值申金也，少阴君火为主治之本。况兼客气相乘，自宜疏其源而节其流。少商又为生水之母，故用辛凉以降之、导之使生水。盖真水不足，非一时所能滋养，当此金令之时，适有天机可盗，明眼人岂肯放过。

又换方。

**案**：此疾因阴分有亏，遇太阳阳明之气不相配偶，故转关而上焦之气分多郁。上焦如雾之气既阻，斯下焦如渎之水无以济其原耳。此时须开导阳明，使之传送有度，丸待再诊可也。

丹参二钱，酒炒　柏子仁二钱　干姜八分　砂仁壳一钱　白茯苓二钱　川芎二钱　赤芍钱半　莱菔子钱二，炒　蒲公英二钱　甘草八分　郁金一钱　麦门冬二钱，酒炒　甘菊八分　苏梗八分　桑汁一钱，生和

**释**：此处暑后五日方也。少阴亏则不能与二气太阳相配。太阴亏则不能与初气阳明相遇。故疾留滞至今。方以滋养少阴、扶助太阴为本，而以开导阳明为用。若于太阳不甚经意者，阳明之传送有度，有以清水之化源，而太阳自无泛溢、枯竭之患

矣。至于疏土以通金水相生之路，则又审乎少商、太羽接换之运而为之者也。

又换方。

**案：**此时可权用煎方数帖，丸成即止可也。

钩藤三钱，蜜炒　松节钱半　川楝子钱半　香附米钱半，炒　川芎二钱　整木瓜一钱　细生地二钱　元参一钱　泽泻一钱　乳香二钱，包煎　炙甘草二钱　忍冬藤二钱　瓦松一钱，炙　丸兰三钱

又丸方：

水獭骨四两　熟地三两　女贞子三两　木通一两　地肤子二两，酒炒　杜仲一两，酒炒　又杜仲一两，盐炒　红花八钱　贝母一两　车前子一两，炒　旱莲草二两　花生二两，净肉　海桐皮一两　丝瓜瓢一枚，烧存性，研　益智胡桃肉对杵蒸晒，共四两

甘草水和蜜，炼为丸，每服五钱，甘菊汤下。后可用野菊汤下。

獭，水畜也，水中生阳之味，或熬膏，或酒炙，俱可。如獭骨一时未得，可先用乌骨公鸡水中闷杀，取其骨，和鳖甲末熏干，只可配为半料，终不若獭之阳兽而阴居耳。

**释：**此白露前三日方也。月建客气如前，惟天运专属太羽为少异。前方以疏肝去湿为主，丸方却以壮水为主，而复以去湿为佐者，少阳在泉，又值同岁会之年，中运之火转弱为强，非壮水不足以制火。而太羽之水，又为阳明戊土所深恶，故惟扶正去邪，并行不悖之法为宜。然水之制火，制其飞越耳，至于真阳一点，乃太极之根，生生之本，却又不可不培养、收藏于命门之内也。妙哉！胡桃之和益智也，以扶助木火之体，而寓固敛收藏之用，此所以水滋于上，火潜于下，转瞬而成，既济之功也。

前丸半料服毕，换用獭骨，尚未制就，停药数日，潮热之疾又作。

案：药田子曰：火上浮而不能生土，宜滋降之。可用半表半里之剂。

细生地二钱　女贞子二钱　珍珠五分　莲心六分　黄芩八分丹皮钱半　白茯神二钱　五味子钱半　枣仁二钱，炒　白芍二钱，醋炒　黑芝麻五钱　茜草钱半　钩藤二钱，蜜炒　藕汁一小杯　地骨皮三钱，鲜　鲜莲房一个

释：此秋分后四日方也。月建酉金，天运太羽，客气初交太阴。太阴以火为母，火气上腾，斯太阴失所养，而酉金受其烁，此潮热之所以作也。方以养火敛火为主，而以清火为用。清之于上，而养之敛之于下，凡以导之生土尔。至于保酉金、益壬水，兼顾无遗，尤见才愈大者心愈细。

又换方。

案：药田子曰：此时将近全阴，却须用药补得根株好，则苗自肥也。

益母膏三钱　黄明胶二钱　阿胶三钱　猬皮二钱　原蚕砂二钱海浮石钱二　茯苓六钱　黄柏二钱，酒炒　生甘草一钱　炙草一钱生白术钱半　砂仁八分，煨　泽泻二钱　丹皮钱半　柏树脂一钱地骨皮二钱，鲜　橘叶六片

释：此立冬后一日方也。月建亥水，天运值太羽、少角之交，客气仍在太阴之末，水归冬旺，而客气属土。用调补药以水土二脏为主，人所易知，但少阳相火在泉，而少角之木①气

---

① 木：底本及校本均作“水”。但因角为木音，故改为“木”。

早来相引，恐致木①火上浮之患，故豫用黄柏、阿胶、柏脂以静之，蚕砂以平之，猬皮、海石以制之，所以防微而杜渐者密矣！

又换方。

**案**：药田子曰：此疾究因水脏有欠，故当此阴极阳长之时，而水道未得上济，郁盘不畅，无所发舒。今一阳生已，二候飞灰已至中管，阳欲动而未遂其萌，宜用升阳清轻之品。

柴胡六分，醋炒　半夏钱半，姜汁炒　麻黄四分，蜜炙　煨木香一钱　生木香五分　升麻六分，酒炒　通草五分　地骨皮一钱　白术四钱，酒土各半炒　茯苓二钱　知母钱二，酒浸炒　橘红二钱，炒　黄柏钱二，酒浸炒　黑芝麻二钱

**释**：此小寒前三日方也。水气虽旺于冬，而当子丑之交，土气闭塞，水气亦伏藏于极下，天运之少角，复助在泉之少阳以相煽，而水中真阳几不复遂其发舒之力矣。方用柴胡、半夏以清少阳，人所易晓，至于用麻黄、升麻以达其表，知母、黄柏以杀其威，木香、白术以养其源，通草、橘红以泄其气，凡此皆所以助水土之力，而引真阳也。圣智巧力，不可思议，非天资高而学力到者，未许轻易效颦也。

**陈氏**二十一，难产三日，交骨不开，奄奄一息，服催胎药不效。

**案**：药田子曰：血气大亏，胞络受伤，而肾经之启闭不司也。

山羊血六钱　马兜铃四钱　郁金三钱　桔梗二钱　龟板三个，醋炙黄　当归一两　川芎五钱　肉桂心二钱　原麝一分　瞿麦三钱

---

① 木：同上。

蛤蚧一钱

用猪脊髓、羊腰子煎汁代水，浓煎频服可也。

释：此癸亥年小雪后六日方也。运当少角，气属少阳在泉主事，天地运气皆属木火，月建虽在亥水，而当收藏之际，难于流布，故在地之水不能上通于天，而在天之气亦不能下交于水。木火焰盛，水天气阻，涸可立待。水愈涸则木愈燥，故重用羊血以滋木气，而以郁金、兜铃降天气以下交于水，以桂心启水气以上交于天。天汉为水之真源，水气通而舟无陆行之患矣。复加蛤蚧以助肾力，此药之所以为灵也。余则常用之味，方书论之详矣。

前药服后，逾时即娩，但觉寒热、腹痛不止。

案：云图子曰：阴络久伤之症，此时却要滋养带脉，亦宜治法也。前方敛阴之中，加以壮阳小味，所谓先天一点也。吾亦仿而用之。

瓜血竭六分　桃仁一钱　泽兰叶八分　龟板四钱，酒炙　黑料豆五钱，酒炒　菟丝子二钱，酒炒　杜仲三钱，酒炒　青蒿八分　枳壳钱半，土炒　归身三钱，土炒　肉苁蓉八分，包煨

释：此既娩三日后方也。李子云：仿而用之者，肉苁蓉是也。

唐姓三十八，因大暑后远行，久劳心力，归后渐觉发热昏惑，神倦不食，日益危剧。脉细濡而数。

案：云图子曰：真阴不守，而虚火上冒也。

冬青子三钱　龟板三钱，醋煅　黑豆皮三钱　陈皮二钱　法半夏二钱　砂仁钱二　苏木二钱　白茯苓三钱　甘草八分　桔梗钱半　地骨皮三钱　合欢皮三钱　归尾二钱　郁金钱半，酒炒

此时肺金不和，太阴之气不得下泄也。太阴虽在上，而分

野却属少腹。此方服三剂，倘太阴少泄，可加用前三味，再服二剂。

**释**：此癸亥年立冬前五日方也。真阴漏越之人，当太阴主气之时，水火不济，不能生土，病根已伏。今值太阴间气主事，故土日益郁。其所以不用夺法者，母气虚也。太阴之土既郁，则太阴之金无根，邪盛正虚，几难措手。计惟有先顾本根，略兼疏土之意，以为将来攻战之基耳。

后五日换方。

**案**：云图子曰：脉变浮滑，此痰起而气上壅也。盖太阴之湿邪结滞已久，郁极生痰，吾早已见及，故先用补阴为主，微兼开导之味，使至阴之地庶几有余明耳。今虽阴气渐达，而脾土湿热交争，心经火原不化也。

枣仁二钱　茯神二钱半　天南星一钱　黑芝麻四钱　贝母一钱　元参二钱　原蚕砂一钱　石菖蒲一钱　金钗一支，同煎　麦冬二钱　天冬二钱，二味另煎和入

**释**：此方益土之源，兼治痰热。又用蚕砂、金钗以防木气者，恐天运将交少角，引动在泉之相火也。二冬用另煎者，借时令之水气，以通天一地六生成之源耳。盖此时月建换交亥水，与天运之太羽相合，迎其机以导之，使得流通充满，将来清之利之，乃无渴竭之虞也。

服前方一帖，痰壅气塞，断续一钱。

**案**：顾子曰：邪入阴分，其势急矣。药虽难入，且徐徐润之，待有转机，再为易之。

鬼箭羽二钱　茯苓四钱　泽泻二钱　旋覆花八分　石菖蒲一钱　木香一钱　煨肉果三分　川芎钱二　朱砂二分　柏子仁二钱　丹参二钱　威灵仙钱二　金汁半杯和入

**释：**此症若出他手，必致忙乱，妄投劫剂，终归无益。看此方标本饬然，好整以暇。惟其知之明，是以处之当，然不足为浅见者道也。

后一日换方。

**案：**顾子曰：脾经湿热不能散布，幸有滋阴之剂在前。虽上焦为火所烁，犹不至于枯竭耳。

白苏子二钱　旋覆花一钱　猪苓二钱　莲房一钱　川贝母三钱
赭石一钱，煅

竹沥、竹茹为引。

**释：**除痰利湿，兼用旋覆、代赭。虽系治标，然非有治本之剂在前，何能投之立应乎。

后一日换方。

**释：**雪山朱子曰：心经之虚火烁肺，此时上焦之火尚未注于肝脾二经也，宜仍用前意。

连翘心钱半　莲心三分　柏子仁二钱　槐花一钱　贝母二钱
瓜蒌仁四钱　紫大戟六分　琥珀八分　泽泻二钱　猪苓二钱　人中
白二钱　车前子钱二

用雪水一杯入煎，又半杯和服。紧服二剂后，去人中白，加茯苓四钱、赤茯苓二钱、桔梗八分、元参钱二，再服二剂。

**释：**此方以清降心火为本，而以除痰去湿为用。步伍既定，攻守由己。盖至此而已有必胜之形矣。

后一日换方。

**案：**云图子曰：心神不守，其病本剧，心之于人大矣哉！幸海底日光尚有一线透耳。其症下虚而上实，虚则不足以制火，实则不足以滋水，故成否象。今却稍有头绪矣。

黄连五分　黄柏一钱　炮山甲六分　天南星钱半　甘遂四分，

微浸去水　元参三钱　丹皮二钱　女贞子三钱，酒炒　泽泻二钱　茯苓三钱　车前子钱半　广藿香钱二　松节三钱

侧柏叶为引，雪水小半杯、萝卜汁小半杯，俱和入。二大剂，分四次服。

**释：** 此立冬后四日方也。天运换交少角，故用炮甲、丹皮以应厥阴。其余大意同前。但攻痰之味较重，亦因本根渐固，可免投鼠忌器之患也。又戊土之月建虽过，而胃为脾之门户，太阴之痰上逆，不得不兼用胃药以平之。至于行水而兼壮水，则借月建之亥水以为用耳。

二日后换方。

**案：** 云图子曰：此时上焦已经清散，但肝脾尚有滞机。盖三阴传遍之症也。今却可静以养之，且清金气也。

滑石三钱　茯苓三钱　黑豆皮三钱　黑芝麻四钱　青皮钱半　蒲公英二钱　泽泻二钱　牡丹皮二钱　知母二钱　莱菔子三钱，炒　佛果金四张

野菊花煎汤代水，红丝绵及竹茹为引。

**释：** 曰三阴者，病本起于少阴。今直地气之太阴，又适交天运之少角也。少角属乙木厥阴之所应也。曰且清金气者，金为木之官，为土之子，而又为水之母也。

二日后换方。

**案：** 云图子曰：饮食入脾，湿热又动，自然之理也。

大青四钱　霜桑叶三钱　代赭石三钱　枯矾一钱　炒山栀二钱　白茯苓三钱　黄连五分　苍术二钱　厚朴二钱　整木瓜钱二，不切　黑铅四钱，整块　青蒿虫十五条

**释：** 此方兼用镇法。盖湿热之动，非独脾火使然，乃乙木之根株不实，易于浮动而生火。况少阳为在泉之气，又同岁会，

遇天运之少角煽动其机，遂有山木自焚之势。计惟有镇静之而已。不独黑铅、赭石为然，即大青、黄连、蒿虫，皆此意也。兼用平胃者，治形症之标疾也。

三日后换方。

**案：**云图子曰：邪之所凑，其里必虚，宜补泻兼施也。

黑芝麻八钱　细生地四钱　生熟首乌各二钱　家赤豆钱半　瓜蒌霜二钱　丹参钱二　茯苓三钱　柏子霜二钱　石菖蒲二钱　滑石二钱　丹皮二钱　细铜丝三钱，烧红醋淬，杵碎。此名铜花，用镇木气也。自记。

**释：**大局收场，仍归初次用方之意。所谓百变而不离其宗也。

**宋姓**三十一，三日疟。脉象关弦涩，尺虚大。

**案：**顾子曰：水气欠涵濡之妙，冬不藏阳之疾也。

白芍钱半　黄柏钱半，酒炒　知母钱半，酒炒　黑豆皮二钱　枳壳二钱　缩砂仁八分，面煨　木香八分，面煨　当归二钱　川芎八分　秦艽一钱　姜皮五分　藕汁八匙

**释：**此癸亥年冬至前五日方也。客运少角，在泉少阳，运气属于木火。总由月建之子水不旺，不能制火而滋木，故木火浮燥，以致阳气不能伏藏于下。下寒上热，阴阳相争，此疟之所以间发也。开手用方，且为调和血气、分理阴阳，却兼滋水和木之意，以治其本。

又换方。

**案：**顾子曰：此时可略加制阴之品，使内有所摄耳。

秦艽钱半　郁金钱二　白茯苓二钱　制首乌三钱　元参二钱　丹参二钱　白归身二钱　大腹皮二钱　升麻六分，炒　桔梗一钱　陈皮白八分　霜桑叶钱二　木通八分　熟军钱半　通草四分　竹叶

十片

**释：** 此冬至后四日方也。火年火运，谓同岁会，更兼木气侮土之令，而火有不烁金者乎？故前方香砂以理土，此则用郁金、通草、桑叶以清辛金，复用熟军以条庚金之阴浊，仍兼升麻、桔梗、橙白以开提胃中清阳之气，用庚辛以制甲乙之义也。又肺为心之华盖，心火因相火而煽动，则肺金恐有切近之灾，故用丹参、木通以降之。云使内有所摄者，金气司清肃之令，金气盛，则木自摄藏也。

又换方。

**案：** 云图子曰：血分有滞。而邪之所凑，其理①必虚，且血，阴类也。血滞故阴气不受摄于阳耳。

麻黄七分，去节蜜炒　桂枝一钱　黄芩二钱半　桃仁十五粒，去皮尖　炙甘草三钱　当归二钱　独活一钱　白茯苓二钱，酒炒　桔梗钱二　威灵仙二钱　鳖甲二钱，酒炙　生姜三大片

**释：** 此小寒前六日方也。《经》云：气之早晏，差凡三十度。大寒日交来年初气，距今只二十一度。故次年甲子初气太阳，为月建子水所引动，而先时早至；未至而至，来气有余，是不可不迎其机而急散之也。又乙为阴木，甲为阳木，乙木主血，甲木主气，血分有滞，而气分不足以运之，所以间隔而成疟。治法合前方观之，先土而后木，先气而后血。细针密缕，层次井然，非钞胥家②所能望其项背。

又换方。

**案：** 云图子曰：此时尚觉血燥，而金不能润之也，但以滋养血分为主。方用桃仁、黄芩、甘草仍照前外，加：

---

① 理：通"里"，里面。《素问》："冬三月之病，在理已尽。"
② 钞胥家：抄袭陈言，不能自出新意的人。

煨木香一钱　川山甲七分，姜汁炮　茯神二钱　枣仁钱二　郁金钱二，酒炒　瓜蒌霜钱二　青皮一钱　半夏二钱，姜汁炒　泽泻二钱　凿头木一钱

**释：** 此小寒前一日方也。月建将交丑土，土气不畅，宜急疏之。但己土以君火为母，且少阴与太阳相表里，太阳之气方至，而少阴不配，故用茯神、枣仁以养心气。心藏血而脾统血，疏土养心，皆所以养血也。

**又换方。**

**案：** 顾子曰：荣气不充于卫府，总由脾经血滞而然。今仍用理脾暖土之剂以摄之可也。况连日阴气颇重，更宜以阳味摄之。

煨肉果钱二　煨木香钱二　杜仲三钱　丹参二钱，酒炒　当归二钱　桔梗二钱　独活钱半　大腹子一钱，酒浸炒　陈皮二钱　苍术钱半　厚朴一钱，姜汁炒　粉甘草六分　红花七分　煨姜一大片

**释：** 此小寒后六日方也。火气安于釜底，自能助脾胃之运用，而无燥烈之患，故用从治之法以摄之。然亦因乎在泉少阳之气先时而退，来年太阳之气先时而至，又值天时之阴雨，故立方如此。后人能从此悟通变之法，则灵机所触，妙应无穷矣。

**又换方。**

**案：** 顾子曰：经滞于阴则近于寒，非真寒也。然阴霾之气，必得太阳以消之。而太阳起于极阴之地，故海水极深之处，而日出焉。此时太阳主令，自当以培水为要。

肉果钱半，面煨　木香一钱，面煨　制附子一钱　白干姜八分　煨砂仁一钱　橘红钱半　半夏三钱　当归身四钱，酒炒　老松节二钱　紫苏八分　桔梗八分　海桐皮二钱　麦冬三钱，酒炒　桃胶钱二　梅蕊十粒　东壁败螺一钱

**释**：此大寒前三日方也。天运将交太宫，地气将交太阳，太宫属戊土，而太阳属壬水，故方以水土二脏主治，而戊土、壬水尤致意焉。太阳本系寒水，水中之真阳不起，则阴霾愈甚，故方以培补真阳为主。或谓麦冬、半夏、壁螺，知为戊土之品，松节、海桐，与太阳何干？不知纳音甲子为海中之金，松与海桐禀寒水之气，复具坚刚戟刺之象，非所谓海中之金耶？而宁非太阳之药耶？至更用梅、桃以引木气，则又因初气厥阴土气萌芽已动，不可不于寒水之中预为提挈也。

**吴姓**三十二，两目肿痛，日久失明。脉紧数。

**案**：顾子曰：肝风久郁，而未发泄其毒，有未易言痊者，此刻只宜清肝风。而风极则火盛，却又宜清散其火。

沙蒺藜钱半　刺蒺藜钱二　木贼一钱　皮硝钱半　石决明二钱　草决明一钱　黄连五分　苏子三钱，炒　夜明砂三钱　霜桑叶二钱　黑芝麻三钱

苍耳根、甘菊根为引。

外治用皮硝、木贼，少加云母，煎汤频洗，可以去翳。

**释**：此癸亥年小寒前六日方也。天运少角，在泉少阳主事。目为肝窍，当木火气盛之时，而山木有自焚之患，理之常也。方用金水之气以清之，亦法之常也。盖木火之疾，恰当木火之时，故用法如此。谓目疾之症，不论脉色节气，俱可准此，则又非耳！

后五日换方。

**案**：顾子曰：此时孤阳无主，水气太泛，孤阳亦随之荡然矣。

辛夷　细辛　细生地　山羊血　当归　红花　净银花　白

甘菊　通草　广藿①香　乌药　木香

**释：** 月建交丑，自宜加入芳香之味以舒己土，而使为子水之垣。盖土气舒则木得所托，水气垣则目得所养。又目虽属木，而珠属金，瞳属水，乃阳光之发现也。水中之真阳不足，则木气无光。金气之光明不透，则云翳障之。此用方之大意也。扫去眼科熟套，而按时立法，变而不失其常，学者宜熟玩焉。

又换方。

**案：** 顾子曰：肝经郁火，总由水道之流浊耳。一时不能猝清，然乘此太阳渐起之时，光明尚可借用。

皮硝三钱　苏枝一钱　人中白二钱半，酒煅　木通一钱　人中黄钱半　泽泻一钱　黄连七分，酒炒　白蒺藜二钱　川芎钱半　桔梗八分　原蚕砂二钱　兔明砂三钱　地榆一钱　甘菊二钱

**释：** 此大寒前二日方也。天运将交太宫，客气亦换次年太阳之气，故方以朴硝为君，苏枝、泽泻为臣，以清太阳之气。川芎味辛气香，合于太宫金土，而能上行头目，以搜游风。余仍清木之味，以症本起于木令也。

后七日换方。

**案：** 顾子曰：虽系火燥而伤釜上之水，究之木气，殊郁甚矣，用散以治之，取走上焦也。

当归两半　白蒺藜二两　海浮石一两　海藻一两　海螵蛸八钱　川芎八钱　红花五钱　白茯苓二两　黑豆皮二两　丹参三两　紫地丁一两　青盐五钱　人中黄八钱　知母一两　黄柏一两　兔明砂三两　柴胡八钱　通草钱半　原蚕砂二两　鼷鼠粪一两　桔梗八钱　独活八钱

---

① 藿：原作"麝"，据文义改。

共为末，每服六钱。

海石三味，取其得海中寒水之气也。三砂泛治，亦清水中之郁火耳。用鼠矢，亦清木气而滋水也。自记。

**释：**先生自注，第言三者为太阳之味，愚意朴硝、青盐亦是此意。盖海中金气，兼合来年纳音也。又丹参乃手少阴之味，固宜用为太阳之配。愚意次年甲子系少阴司天，病起于少阳，恐君相之火以类相感，故预防之耳。

# 卷　五

## 土　运　年

**甲寅**少阳司天，中运太宫，厥阴在泉，土齐木化，左尺不应

初气大寒交主厥阴，客少阴，二气春分交主少阴，客太阴，三气小满交主少阳，客少阳，四气大暑交主太阴，客阳明，五气秋分交主阳明，客太阳，终气小雪交主太阳，客厥阴。

初运大寒交主太角，客太宫，二运春分后十三日交主少徵，客少商，三运芒种后十日交主太宫，客太羽，四运处暑后七日交主少商，客少角，终运立冬后四日交主太羽，客太徵。

**李子**三岁，痰喘痉厥，久治不效，势已垂危。脉伏。

**案：**观其神色，系风邪郁滞牢固，邪炽正虚之候也。

紫苏二钱　广木香五分　泽泻一钱　干姜一钱　郁金一钱　淡豆豉一钱　姜汁三匙

**释：**此甲寅年谷雨前五日方也。土齐木化之年，又逢水归土库之月，加以太阴湿土主事，太阴之土不顺承，而太阳之水欠健运，风邪无从得解，此邪之所以炽，正之所以虚也。幸有天运之少商，犹可借其金气以泄土而生水，故用为此方之关键。其用胃药者，应辰月也。

后三日换方。

**案：**雪山朱子曰：内证稍平，但湿热犹未清也。

陈佛手五分　干葛一钱　泽泻一钱　白茯苓二钱　大麦冬一钱神曲一钱　砂仁五分　生姜皮四分　藕节二钱

**释：** 二方皆有兼理阳明之意。盖阳明属戊土，乃月建之主气，况与少商之金相配偶，而又与太阴之土为表里，故亦为此证之枢纽。藕生水土之中，性能和心气而散血，用其节以行血分之结滞，以脾胃俱兼统血气也。又火为土母，藕节、神曲皆有火能生土之意，火以燥之，金以泄之，而湿热有不平者乎！

**程氏**三十四，妊娠便血。脉浮缓。

**案：** 当用助胃摄元、清肺壮水之剂。

通草四两　北五味一两　白芷一两　大麦冬二两　金樱子一两
神曲二两　杜仲二两　大砂仁五钱　姜皮一钱

醋和姜汁泛丸，每服三钱。

**释：** 此甲寅年芒种后四日方也。土齐木化之年，木气必弱，况少阳司天，又逢月建之己火，火胜则泄木之气太甚，以弱木而生强火，火炎木燥，庚辛之金均受其烁。丸方借天运之少商、太羽以为金水相涵之本。盖己火者，太阳之丙火也。太阳合肺气而行周身之皮毛，所谓丙辛化水者是也，故方用通草为君。太阳之标热合于心火，故兼用神曲为佐。其余则固摄金水之味为多，既壮水以涵金，复清金以固水，皆所以防相火而摄胃经之血也。

**尤氏**三十五，妊娠患热病，医以白虎等汤治之，忽然发厥。脉数濡。

**案：** 莲峰李子曰：郁热上壅包络，而肺经受铄已甚也。

贝母二钱　香薷一钱　香附米钱半　广木香一钱　木通二钱
灯心一钱　夏枯草二钱　车前子钱半　麦冬钱半　竹叶十片

**释：** 此甲寅年大暑日方也。月建未土，天运太羽，客气新换阳明。病起于少阳主令之时，相火铄金已甚，故以保肺清金为主。阳明与月建之未土相为表里，正可借为生金之用。至于天运之太羽，则前医之白虎诸方已足滋之，无庸再复矣。

后三日换方。

净银花四钱　薤白三钱　车前子二钱　黄柏二钱　甘草节一钱
半夏一钱　远志肉一钱　桑皮二钱　白荷花一支

**释：**方仍前意，但阳明之味较重于太阴者，阳明之气交足
也。荷花根出湿土，华于未月，已足为月建之引。而更有巧焉
者，得水中之阳精，合天运之太羽，而色白属金，却又能保肺
而清火，不但如远志、黄柏而已。

后四日换方。

青皮一钱　大麦冬五钱　薤白三钱　鳖甲三钱　黄芩二钱　菖
蒲根二钱　知母二钱　荷茎五钱　犀角磨水，三匙

**释：**令虽久属阳明，而病究起于少阳，故仍参用少阳之味，
以补前医所未及。至于用菖蒲、荷茎，兼顾月建之湿土，及天
运之壬水，尤为细致无遗。

又换方。

**案：**此厥阴余热也，清之可矣。

醋炒白芍二钱　醋炒细生地二钱　白茯苓二钱　北五味一钱
炒山栀二钱　知母二钱　青皮八分　竹根一钱　灯心三十寸

**释：**此白露前三日方也。月建申金，天运少角，客气仍属
阳明主事，前令之少阳移热于厥阴已久，今因天运之少角感之
而动也。然究系衰木余焰，亦不必重味克制，只宜用清火之味，
引以甘酸以和之、缓之而已矣。

**吴姓**二十六，风邪外感日久，医汗之不解，反致胸膈不宽，
腹中鞕①硬，遍身筋骨拘挛，医又用承气法下之，不效。脉
数濡。

---

① 鞕：疑为"便"之误。

案：湿热固结三焦，以致营气格绝而枯闷也。难矣哉！

大豆黄卷四钱　竹茹三钱　通草五钱　泽泻二钱　净银花三钱
瓜蒌仁二钱　车前三钱　枳实一钱

释：此甲寅年白露前六日方也。月建申金，天运初交少角，客气阳明主事。此时客气与月建相合，治法当以阳明为主固已，而少角为乙木，实管周身之筋脉，又前运之太羽失于滋养，则水气不能滋木，不得不急用补干之法，使太羽之水气流通无滞，而后乙木可条达，庚金可传布也。黑豆本属水，又经水浸而生芽，勾萌甲坼①，得水木相生之意，仲景薯蓣丸用之治虚劳风气，理可推矣。

后三日换方。

案：木气少舒，金气尚多壅滞。

藿香三钱　白芥子二钱　猪苓二钱　川郁金一钱　葛根二钱
阿魏二钱　青皮一钱　枳实二钱　半夏二钱

释：纯以开散阳明为主，只青皮兼有舒木之意。但月建将近酉金，亦须兼理，急用芥子以清辛金之痰，治法实为周密。

后四日换方。

赤茯苓二钱　白茯苓二钱　木通四钱　木香一钱　瓜蒌皮二钱
宣木瓜二钱　神曲二钱　阿魏二钱　黑芝麻一钱　净银花一钱

释：此白露后一日方也。酉金为湿金，故白露亦称湿令。况证本由于湿热，自当以利湿为主。而降痰导滞、清理阳明，又为此时切要。但木通、木瓜，兼理少角耳。木通藤蔓中空，形本乙木也。徐霁山记。

---

① 勾萌甲坼：又作"勾达甲坼""勾萌甲拆"，指草木种子皮裂而萌芽。

后三日换方。

**案**：邪气盘踞，阴分过虚，急脉缓收可也。

鲜首乌五钱　赤苓三钱　柏子仁三钱　枳实二钱半　藿香二钱　楂肉二钱　稻根二两

煎汤代水，加姜汁三匙。

**释**：重用首乌、稻根滋金水二脏，因辛当月建，癸能化戊也。而柏仁、楂肉，又有火土相生之意。盖久病枯闷之证，不能专用克伐故耳。

后四日换方。

**案**：气渐平复，但痰热未清耳。

玄明粉一钱　牛膝一钱　白苏子一钱　木香一钱　莱菔子二钱，炒　厚朴一钱　生山栀二钱　红花六分　赤石脂钱半

**释**：用金水之味以荡涤中土之痰热，又恐清降太过，致成虚怯，复用重镇收摄之味以监之。佐以红花，兼解血分之郁滞。阳明固兼统血气，而少角实为藏血之脏，此用红花、石脂之义也。

**曹氏**二十五，从五月起，嗽痰，呕酸，饮食减少，泻利血水。脉浮弦。

**案**：此肝木侮脾，又兼胆经火郁也。

代赭石一钱　熊胆一钱　桑白皮二钱　萸肉二钱　海螵蛸三钱　郁金三钱　樗根皮二钱　香附一钱　杜仲二钱　焦白术二钱　芦根二钱　纹银二两

**释**：此甲寅年秋分前一日方也。月建酉金，天运少角，客气将交太阳，土齐木化之年，土胜则克水亦甚，水弱之人，遇火令而致病，迁延日久，少阳之火未得清理，又加少角之风木感之，是以金土均受其克。方用镇静肝胆、益金扶土，人所易

知。而太阳之水，实为制火之源，重用海螵，佐以杜仲，用法之妙，不可方物。

后四日换方。

前方去樗皮、海螵、芦根，加木瓜一钱、麦冬三钱、金石斛二钱、北五味一钱、南星八分、鲜生地钱半。

**释**：虽曰胆经有郁火，而胆经非真有余也。以水弱不足以相生相养耳。故前方有萸肉之酸，以助木火而固其气，今复加五味以固水而敛木也。客气虽换太阳，而前令之阳明尚未清理，故前用芦根以清大肠，此用麦冬、南星以清胃腑。至于壮水以滋太阳，舒木以理少角，犹其易晓者耳。

后五日换方。

代赭石二钱　熊胆一钱　天南星一钱　陈皮二钱　山萸肉二钱　杜仲二钱　广木香一钱　木瓜二钱　山慈菇二钱　蛤粉二钱　牡丹皮二钱　黄柏二钱，醋炒　北五味一钱　白芍二钱，醋炒

服七剂。

**释**：清酉金、壮阳水、敛木气，大致与前方相似。

又换方。

**案**：外象虽平，而腹痛下血未已，仍因土虚木浮之故。

白苏子三钱　木瓜三钱　赤石脂钱半　半夏二钱　自然铜二钱　焦术二钱　嫩黄芪二钱　杜仲二钱　桑白皮三钱

服十剂。

**释**：此霜降前五日方也。天运少角，客气太阳主事，太阳之气上合辛金，金气不降，水无从生，此重用苏子、桑皮、杜仲之意也。然木气犹浮，非石以压之，金以镇之，虽用木瓜不效。若徒视为散血止痢之用，犹浅之乎论医者矣。

又换方。

案：木气渐和，克制之中当寓生扶之意，不须另起炉灶也。

香附米二钱，土炒　广木香一钱，土炒　建神曲二钱　桑螵蛸二钱　海螵蛸二钱　自然铜二钱　炉甘石一钱　天南星一钱　桑白皮二钱　赤茯苓二钱　白石英一钱　丝瓜瓢二钱，炙存性

服十剂。

释：此霜降后六日方也。用法同前，甘石从戊土以燥湿而平木，石英降金气以生壬水，桑螵固壬水以生乙木，海螵从太阳以和少角。一则以水弱之年，当乘太阳以滋水脏，一则以木衰之月，当用水气以养木根也。大凡治病至后半场，即宜瞻前顾后，使元气易复为要。按本年土齐木化，应见土气滞重等证，然中元甲子，木为统运，甲寅流年，入白主事，于统运为死气，故反觉木强土弱，即非土运太过诸岁比。吾师前后各证，俱无峻克中土之味，是真能审元运而立方者。沾沾于五运太过不及之说，犹为不善用经者也。

**鲁姓**四九，自夏季患三日疟，医用表散、寒凉、攻下诸方，食减体羸。脉洪大而涩。

案：营卫不流，气滞中下二焦，膈膜不透也。前用峻剂致伤中土，今且缓为清理，不能骤用攻击矣。

木香一钱　车前子钱半　木通三钱　桑寄生二钱　楂肉二钱　大麦冬三钱　苍术二钱　生地炭一钱　砂仁一钱　炒山栀一钱　红曲钱半　陈仓米一撮　竹沥三匙　鲜芦根钱半

释：此甲寅年霜降前一日方也。天运少角，客气太阳主事。病恰起于阳明主令之时，今月建又临戊土，故以阳明为主治之经。而少角之木与太阳之水，不能不兼理也。方用木通为君，戊土、乙木、壬水固已包举无遗。更加臣佐之味，或推或挽，以开阳明之郁，则湿痰不攻自破矣，何必争奇于一战哉！

后五日换方。

**案：**云涛司马子曰：金气不清，不能生水，而水中之真阳不旺也。

桑白皮二钱　石菖蒲一钱　木香一钱　陈皮一钱　肉苁蓉一钱　沙蒺藜钱半　茯苓二钱　藕节钱半　白蔻仁一钱　姜汁四匙，和服

**释：**苁蓉、蒺藜，水中生阳，太阳之本体也。太阳之用，外合辛金，更佐以茯苓、蔻仁，而太阳之体用悉备。太阳之标热合于心经，故复用石菖蒲、藕节以为使。然必取桑皮为君者何也？桑为箕星之精，木情而金性，色兼黄白，行于阳明胃腑，又能燥湿行水，乃戊土、乙木、壬水兼管之味也。盖太阳之日光不透，总由阳明主气，正值土旺用事耳。

后五日换方。

**案：**霁山徐子曰：湿痰壅滞，宜清降之。

陈皮一钱　赤茯苓二钱　桑皮二钱　威灵仙一钱　黄柏三钱　大砂仁二钱　薤白二钱　泽兰叶一钱　天冬二钱　鳖甲二钱　木通一钱　降香末一钱

**释：**营卫不流，本因痰涎阻滞。而痰涎实由湿热而生。土齐木化之年，阳明主胜之疾，太阳寒水一时难起，热何由清而痰何由祛乎！在地为土，在天为湿，土克水，湿胜寒，是不可因水弱之年而不重去湿也。盖正水宜滋，邪水宜却，去邪即所以扶正，原自并行不悖耳。

前三方服后，饮食渐进，精神渐起，但疟犹未已。

**案：**胃火尚未全清，盖阴分久亏，而土气不能施养摄之功也。

生熟首乌各二钱　抱木茯神二钱　天花粉二钱　醋炙鳖甲二钱　土炒红曲钱半　连心麦冬二钱　干葛一钱　白扁豆二钱　橘红一钱　半夏一钱

**释**：此立冬后五日方也。月建亥水，天运少徵，客气仍属太阳。此时主客气运俱在水火二脏，然阳明却为致病之由。胃火未清，则水火俱不能归其部，故欲乘此阳水、阳火之令，以强肾而平胃，以肾为胃之关也。

后五日换方。

**案**：郁痰未清，阴分久伤，须兼顾之。

赤白茯苓各二钱　生熟首乌各二钱　黄连六分　醋炙鳖甲二钱
生山栀二钱　西洋佛兰参一钱　橘红二钱　半夏二钱　常山二钱
当归身二钱　水菖蒲根三寸

**释**：运气如前，故仍以扶正滋阴为主，而以清火、利湿、祛痰为用。但客气将近厥阴在泉之令，故早用黄连、鳖甲以迎而治之。兵法所谓半渡而击之者也。

后五日换方。

黄连一钱　干姜八分　蔓荆子钱半　块茯苓三钱　杏仁一钱
半夏二钱　茶石斛二钱　西党参二钱半　楂肉一钱　麦冬三钱　熟
首乌二钱　鳖甲三钱，醋煅

**释**：此小雪日方也。厥阴之令新交，仍用黄连、鳖甲，宜矣！复用干姜、楂肉，何也？以水木之令久行，今地气又交厥阴，诚恐土气受伤，致生他变，故借太徵之火气，以为釜底之薪。况利湿行痰为治已久，贼寇既久，急需安抚，此间不容发之会也。以上三方俱不离阳明之味者，以太徵属戊，实胃中之阳火也。殷月峰记。

**己未**太阴司天，中运少宫，太阳在泉。木兼土化，左寸不应，太乙天符

初气大寒交主厥阴，客厥阴，二气春分交主少阴，客少阴，三气小满交主少阳，客太阴，四气大暑交主太阴，客少阳，五气秋分交主

阳明，客阳明，终气小雪交主太阳，客太阳，初运大寒交主少角，客少宫，二运春分后十三日交主太徵，客太商，三运芒种后十日交主少宫，客少羽，四运处暑后七日交主太商，客太角，终运立冬后四日交主少羽，客少徵。

**于姓**十六，咳嗽吐血，劳热气急，多汗。脉洪实。

**案：**心包络之火，下起于太阳，而上煽于阳明，当以治络为主，亦须旁及二经。

浮小麦五钱　苏梗节五钱　黄芩三钱　麦冬钱半　地骨皮二钱　女贞子二钱　茯神二钱　香附钱半　远志肉二钱　净枣仁三钱　木香二钱　青皮一钱　红花炭一钱　甘草一钱

**释：**此己未年清明前三日方也。月建卯木，天运太商，客气属少阴君火，卯木本属厥阴，因君火主令，故移热于手厥阴，又少阴之火合于太阳之标热，而天运之太商又属阳明之燥土，燥、火、热三者合并，煽于包络之分，此火之所以盛也。其用苏梗、木香者何也？太乙天符之岁，又逢火令，土气滞重已极，若不早为平治，恐气至司天之候壅极而溃，不可救药矣。

前方服后，气平汗止，血亦渐少，但虚热未清。

**案：**此心火证也。心为清虚之府，宜用清虚之味。

净枣仁四钱，炒研　泽兰叶二钱　赤芍钱半　红花一钱　桑寄生钱半　陈佛手六分　青蒿二钱　赤豆二钱　紫苏叶二钱　牡丹皮二钱　当归三钱　防风二钱　绿豆粉四钱　侧柏叶钱半　竹叶心钱半　飞面二钱

服八剂。

**释：**此谷雨前二日方也。运气如前，但月建改属辰土，厥阴卯木退令，故专以少阴为主。盖包络附于丁而非其正位也。用桑寄生、绿豆粉者，兼平太商也。用青蒿、竹叶，以少阳配

少阴也。至用泽兰、佛手、防风，亦预防太乙天符之意尔。

冬季复发。

**案：** 肾水不足以制心火，故当旺之时而反弱，反客为主之象。理当治少阴而兼舒太阴之滞。

柿蒂霜三钱　黑芝麻三钱　血竭八分　木香一钱　黑豆皮二钱冬青子三钱　神曲二钱　白芍二钱，醋焙　侧柏叶一钱　霜桑叶二钱紫苏钱半，酒焙　归尾二钱　紫花地丁一钱　醋炙龟板二钱

服六剂。

**释：** 此大雪后六日方也。太乙天符之岁，土气反弱为强，况兼少徵之运，燥土而爍水，故虽值太阳在泉主事，而水气终不能敌也。此时虽用滋水制火之味，其如土气壅滞而水气不能上行，何计？惟有用木味以化土，用金味以泄土，沟浍既成，水道庶可流通耳。

**娄氏** 三十，乳疾医治不效。脉浮洪有力。

**案：** 此疾初起之时，只解毒发汗足矣。今定须用舒肝发郁之剂，庶不致内溃耳。

银花四钱　甘菊二钱　人中黄三钱　天花粉二钱　没药二钱乳香二钱　鹿角尖一钱，煅焦　羚角尖钱半，醋炒　角针一钱　黄柏一钱　大麦冬钱半　大贝母三钱　麦芽三钱　川芎二钱　独活钱半

陈酒半杯为引。服三剂后，若有微汗，铢两可以少减。

**释：** 此己未年清明前三日方也。月建卯木，天运太商，客气少阴主事。方用卯木及太商之味，宜矣。其不用少阴而反用太阳者，何也？或谓此证本属表邪，且地步亦在阳分；或谓太阳之标热合于少阴，治太阳而少阴自在其中。愚意是固然矣，而更有进焉者，己未天符之岁，土强水弱，计都蔽塞太阳之光，故疏通水道为己未年治病通例，不以节气拘也。

又换方。

案：前只肝经之郁，今则宜兼胃经矣。仍用疏散法可也。

紫苏梗四钱　皮硝三钱　红花炭二钱　苏木四钱　粉丹皮二钱
连翘二钱　大贝母四钱　橘核三钱，炒杵　紫厚朴三钱，米泔水浸炒
莲房四钱，酒焙　人中黄四钱

服三剂后，加青皮二钱、青木香钱半、朴硝一钱，再服
三剂。

释：此清明后十日方也。天运地气如前，但月建改属辰土，
与天运之少商相比。故方内用胃药较重，亦以乳房为阳明之分
野也。然君主之味仍在太阳，益见土运贵人之岁，当以疏通太
阳、配合太阴为要。至于客气少阴，前因重在散表，故未理及，
今表邪稍解，自宜急用丹皮、连翘以平丁火也。

陈氏二十七，血崩，腰疼虚热，忡怔不眠，神疲食少，服养
荣汤及归脾汤十余剂不效。脉虚浮而芤。

案：脾气为生化之主，布胃经而行遍身之血脉者也。因火
炎，故脾燥，其实亦由水不能制火之故。盖冲任之根蒂不摄也，
当用丸调之。

白茯苓六两，用黄柏煎汁，浸三日夜，取出晒干研末　五花龙骨四
两　阿胶三两，蛎粉炒成珠　白芍三两　黄芩三两　枳壳二两　种白
术三两，土炒　益母膏四两　神曲二两　卷柏二两　白归身四两，酒
炒　桑寄生三两　李根白皮三两　炙甘草四两

用猪腰子二三对煎汁滤过，和蜜炼丸，每服五钱，淡盐
汤下。

释：此己未年立夏前四日方也。月建将交巳火，天运太商，
客气少阴，而丸料服时较久，自当以司天为主，况土运天符之
岁，土滞水衰，人同此理。而此证因水不制火，是以冲任不固，

以致血崩。血崩之后，水气愈弱，火气愈浮，并土气之根亦不固矣。方用黄柏、制茯苓以滋太商之燥火。佐以固水之味，以安将来之巳火。至土气虽弱，究系天符所在，易于起复，故用甘温以补之，仍用苦泄以疏之，并用甲木以化己土，使得安其顺承之性，乃不至有意外之虞。至于少阴之火，方内壮水之味原可制伏，而心气不足之人，又当培养，故重用归身、龙骨，第使上下相交，水火相济，不致妄行飞越而已。

**邹姓**三十三，久患房劳，咳嗽阴虚，腰脊疼痛，气急多汗。脉浮洪有力。

**案：**阳明、少阴二火相烁，故肺俞不清也。

大麦冬六钱，连心　连翘心一钱　桔梗二钱　苡仁三钱　竹叶心钱半　沙苑蒺藜二钱　黑豆皮三钱　黑芝麻二钱，去油　女贞子三钱　苦楝子一钱　胡桃肉钱半　浮小麦一撮

**释：**此己未清明后十日方也。客气少阴主事，月建与天运俱在阳明。阳明者，二火合并之区也；又有少阴之君火同恶相济，此肺金之所以受灼也。方用壮水之味，以制火而涵金，人所易晓，惟用少阳之味，以配少阴而和其气，兼寓用甲化己之意，以防太乙贵人之祸，则有神妙不测之机在焉，读者详之。

又换方。

**案：**当丁火主令之时，而乙木不足以生之，由壬水不能生乙木也。壬水泛，故庚金亏；庚金亏，则愈不能生壬水，而壬水反欺之。其理如环也。学此者最宜留心于子母颠倒、主客凌驾之处。

知母四钱，土炒　丹参三钱　茺蔚子三钱　菟丝子二钱　麦冬五钱，土拌熏　黑料豆六钱，炒　茯神四钱　白芍二钱　金石斛三钱　炙草二钱　扁豆二钱半，土炒　女贞子四钱　灯心三十寸

一剂，分早晚服，服八剂。

释：此小暑前五日方也。月建午火，天运少羽，客气正当太阴之令，丁火为土母，壬水为土妻，而庚又为土子，皆贵人一家眷属也。调和贵人最难，既不敢克，又不可补，惟有略用谷类炒香以悦之，兼养其眷属以安之，庶几不冒犯贵人，而水火可潜归其度耳。然少羽属癸水，实贵人之所恶也，故用戊土以化之，使归并于丁火，为生土之用，则不患其凌驾矣。金生水者也，乃水上泛而金反沉，此之谓子母颠倒。火土为此证之病，而反居主位，水为此证之药，而反居客位。居主位者不宜直折，居客位者不便援引，此之谓主客凌驾。此时欲求调和于主客之间者，舍庚金无从也。

又换方。

案：肺火正盛之时，肾火亦随之而起，心火不下交，肝火不上养，当仍用前方，加麦冬如前制共六钱，制首乌三钱土炒，白及二钱酒蒸三次，丹皮一钱，金狗脊三钱，白扁豆如前炒共五钱，枸杞子三钱，灯心用五分，再服八剂。

释：此小暑后五日方也。月建换交未土，并入太阴贵人为一气。太阴固应湿土，而手太阴湿金之气亦感之而起，故兼理之。其法不外导金以生水而已。

又换方。

案：云涛司马子曰：先生尝与馥等论此证矣，如孤军将溃，四面楚歌，计惟有静以镇之，或可转客为主。今幸中央一军，尚未骚动，其西北两军，哗嚣少戢①，亦此六十日内安抚之力耳，未足恃也。愚于先生之大法不敢移易，今准而用之。

---

① 少戢：稍稍收敛。少，稍微。

[批] 此证五脏皆虚，惟土脏得太乙天符之助，故中宫稍觉安静耳。

贝母二钱，酒焙　制首乌四钱　龟板四钱，用醋洗熏　红花一钱　薤白二钱　金石斛钱半　黑山栀钱半　茯神三钱　芡实四钱　女贞子三钱　枯荷蒂四个　白术二钱，土炒　桔梗二钱　黑料豆四钱，盐水洗，炒　丝瓜花蒂二钱　灯心三分　旱莲草根一钱

**释**：此大暑前五日方也。论时当以火土二脏为主治，而论证则以金水二脏为切要。今云西北两军少戢，则金水稍有根基矣，借湿土之气，以生金而壮水，亦自然之理也。

后五日换方。

**案**：宜去浮荡之火，而存真实之火，亦大法也。小子识之。

胡桃肉捣拌　益智仁同炒，各四钱　炙甘草三钱　枸杞子三钱，土炒　女贞子三钱　黄芩二钱　茯苓二钱　冬葵子二钱，炒枰　益母草二钱，酒炒　苡仁钱半　钩藤三钱，蜜炙　黑豆皮二钱　覆盆子一钱，糯米汁炒　黄柏二钱，盐水焙　鸡内金四个，四为金数也。自记

服六剂。

**释**：客气换交少阳，若在他手，第见其形证脉象，而不能参透气运之理，则必纯用清凉以戕其生矣。观此方仅用黄芩、钩藤以清少阳浮荡之火，却重用胡桃、益智以养少阳真实之火，使退令之巳土得从化于甲木者何也？少阳属震木，乃人身中一点生炁①，徒用制伏而不知滋养，不惟伤其元阳，亦且难救燃眉。盖雷龙之火，得水愈炽，不能扑灭者也。不明乎此，而徒袭其扶金、益水、和土之法，奚能有起死回生之妙哉？

又换方。

**案**：金水稍有根株矣，调治得宜，可望渐愈，今仍前意

① 炁：同"气"。

可也。

　　元参三钱　丹参三钱　白扁豆二钱　土槿皮钱半　香附钱半，
土炒　白及二钱，酒炒　侧柏仁三钱　黑豆皮钱半　丹皮钱半　贝母
钱半　黑芝麻二钱　种白术二钱，土炒　沙参二钱　茯苓二钱，土炒
炙甘草三钱

　　服八剂后，用虎潜丸调之愈。

　　**释：**此寒露前三日方也。月建当酉金、戌土之交，客气阳
明主事，月建客气俱属戌土。戌土者，火土也。天运又属太角。
太角者，少阳之木火也。斯二火者，皆必由丁火以发其机。况
酉金属肺，又为心舍，故方内多用滋降心火之味为主，而以平
木火、清燥火之味为用。大凡肺肾虚燥之证，最难调治，况此
证实由房劳过度而起。肾水干枯，虚阳上越，非我师之识力过
人，其能阅半载而起沉疴乎？至用方之理法，旁见侧出，圆通
周密，有不能刻舟求剑者。读者合前后而熟玩之，苟有会心，
轩岐经旨，庶不绝于人间耳。

　　**朱姓**三十四，腹胀气喘，发热咽痛。脉浮紧。

　　**案：**此湿金之浮火，因湿土之气蒸之而起也。

　　白芷一钱　防风一钱　半夏曲二钱　山豆根一钱　红曲二钱，
土炒　神曲二钱　青蒿珠钱半　白茯苓一钱　郁金钱半　枳实钱半
炙甘草一钱　浮小麦一钱　薤白钱半

　　**释：**此己未年寒露前四日方也。湿土天符之岁，本应上半
年司天之气，今因酉金月建应手太阴，故谓之湿金之令。天运
更逢太角，甲木相火上蒸，客气之阳明亦因而生火。甲木与己
土为夫妇，阳明又与脾土相表里，此湿土之气所以起也。湿土
上蒸，而肺金壅滞，此胀与喘之所由来也。方用手足阳明之药，
兼清手足太阴之气，而复以半夏、青蒿疏理太角，有不应手立

愈者乎。

**陆姓**四二，从秋季起，腰疼筋痛，胸膈不宽，医误用寒峻药，致中气下陷，津液枯竭，脉细如丝，奄奄待毙。殷月峰用补中益气法，倍当归，加杜仲、柏子仁、首乌、五味子，十余剂，脉气稍起，饮食少进，但腰疼筋痛，日久不除。

**案：**土衰金郁之疾，而此时莫要于补阳明之土。何也？胃与大肠相吐纳，而亦与肺金相贯注也。况阳土顺则阴土顺，阴金亦顺矣。

[批]天符岁会已属强弩之末。盛于上者，必虚于下。故下平岁间有土衰之疾。学者宜潜玩焉。

白扁豆四两，土炒　苡仁三两，炒　鸡内金一两，炒香　苏梗两半　肉苁蓉两半　苍术二两　广木香两半　麦冬二两，炒　麻仁二两
共为细末，沸水冲服。

**释：**此己未年大雪后六日方也。月建子水，天运少徵，客气太阳主事，而病却起于阳明主令之时。病在阳明，日久不瘥，以致胃气亏弱，不能输转，而旁及于金土二脏，故此方惟以助运阳明为主。其于水火二脏从略者，非惟前方屡用当归、杜仲、首乌、柏仁、五味，亦以防运气之过盛，或致铄金而汋土也。

# 金 运 年

**乙卯**阳明司天，中运少商，少阴在泉，火兼金化，两寸不应，天符

初气大寒交主厥阴，客太阴，二气春分交主少阴，客少阳，三气小满交主少阳，客阳明，四气大暑交主太阴，客太阳，五气秋分交主阳明，客厥阴，终气小雪交主太阳，客少阴。

初运大寒交主太角，客少商，二运春分后十三日交主少徵，客太羽，三运芒种后十日交主太宫，客少角，四运处暑后七日交主少商，

客太徵，终运立冬后四日交主太羽，客少宫。

**葛妻**二十六，头晕，胁痛，饮食减少，月候不调。脉弦细。

**案：**木强金弱，当以扶金为要。

泽泻二钱　冬瓜子二钱　牡丹皮一钱　红花一钱　杜仲一钱
当归身一钱　葛根一钱　薏苡仁二钱　萱花一钱　马齿苋钱半

服十剂。

**释：**此乙卯年雨水前五日方也。月建寅木，天运少商，乙年客气逆行三度。初气当属阳明，火兼金化之年，火气胜而金气弱，不宜扶益寅木，致助相火而夺君权也。少商属辛金，阳明属庚金，但云扶金而庚辛俱在其中矣。或问：此方多用阳明，及用苦温以助心，吾知之矣。其右寸正应少商，岁在北政，本当不应，今见弦细，肺受铄也，何未见养肺之味乎？曰：泽泻色白，味甘。《易》云：兑为泽。兑者，阴金也。《经》云：能行水上，言能行在下之水，使之上交于肺，而复泻之使下也。又云：益气面生光，非金水相生之义乎？与冬瓜子同用，以金水制木火也，非少商而何？

[批] 乙庚丙辛之岁，天气逆行三度。注见图解。

又换方。

**案：**此时却以调阴为要。

白芍　云苓各二钱，俱用青荷叶包蒸　黄芩二钱　木香五分　贝母一钱　丹皮一钱，醋炒　益智仁一钱　金樱子钱半　当归身一钱，酒炒　女贞子钱半，黄连水炒

服十二剂。

**释：**此夏至后十日方也。天运少角，客气逆行，属太阴主事。火兼金化之年，月建又逢午火，火盛土焦，法莫善于导火以生土。至于平少角以杀火势，固金气以防火焰，其法尤密。

**严妇**二十七，休息血痢，日久不愈。脉寸关数濡。

**案：**甲属阳而乙属阴，下宜固而上宜清。

茯苓皮三两，土炒　莨肉一两　洋肉果五钱，面煨　黄芩二两　秦皮二两　白蒺藜一两　当归尾二两，酒炒　粟壳一两　天花粉一两　地榆二两　木香八钱　青蒿珠一两　血余炭五钱　胆星五钱

共为细末，滚水冲服。

**释：**此乙卯年春分后六日方也。月建卯木，客气少阳主事。火兼金化之年，木火乘时之令，用花粉、蒺藜以助金色是已。其不壮水以制火，而反用茯苓皮以泄之者，恐雷龙之火得水而愈炽也。复用肉果收相火于釜底，而导以生土。火既生土，则不复克金，相安其位，则权归于君矣。

**吴姓**三十，咳嗽旧疾举发。脉虚数。注：两寸不沉，火铄金也。

**案：**莲峰李子曰：固属阴虚之疾，然此时却以清降为宜。

麦冬三钱　木通二钱　马兜铃钱半　北沙参一钱　天冬钱半　郁金四钱　山茰肉二钱　降香末二钱　黄柏一钱

服五剂后，加桑皮二钱、黑芝麻二钱、红花八分，再服四剂。

**释：**此乙卯年小满后九日方也。月建巳火，天运太羽，客气逆行，太阴主事。巳火者，太阳丙火也。太羽者，太阳寒水也。合于太阴之湿金，丙辛所以化也。然而湿土究不容略，故用降香以舒之，用茰肉以配之。甲己合而土化成矣。

**戈姓**二十九，腰痛头痛，恶寒发热，胸膈不宽。脉浮紧，两寸不应。注：岁气也。

**案：**此时令之气感于皮毛也。

淡豆豉三钱　川郁金钱半　防风一钱　羌活一钱　独活一钱　泽泻二钱　金银花钱半　建神曲三钱　苍术一钱　枳壳一钱

**释：** 此乙卯年小暑后三日方也。月建未土，天运少角，客气逆行，太阴主事。方用太阳以配太阴，因邪气初感，从皮毛而入也。用防风而益以二活，风能胜湿，香能舒脾也。且少角属风木，借木气以疏土，却合形证之宜。非若世医不问运气，不讲配合，而一概用之者也。

后二日换方。

**案：** 灵山王子曰：天气郁蒸，土气不舒，感于湿热者多矣。用前方去苍术、独活，加赤苓一钱、黄柏一钱，再服二剂。

**释：** 此初起之证，不甚犯手，似与集中不类，载此以备一格，欲人知浅近之中，却有深意也。

**罗姓**三十，发热头疼，饱闷不食，医治十余日不退。脉涩濡。

**案：** 此由积热生湿，中焦不舒之故耳。当先用和胃法。

[批] 乙为金运，卯年阳明司天，于经为天符，金气不应过弱，但此年逆行三度，司天不当其位，不得与他年天符同。按集中本年方药，皆寓抑火扶金之意可见。学者于阴年逆行，当互观而参考之，不可拘定太过、不及、天符、岁会之说也。

川芎钱半　葛根一钱　广木香一钱　紫苏梗一钱　赤芍一钱
猪苓钱半　寒食面三钱　陈仓米一勺　泽泻钱半　藿香一钱

**释：** 此乙卯年小暑后五日方也。斯时月建、客气俱在湿土，湿土过滞，而燥土不得施其输转之力。故药以利湿和阳为主，其不用少角之味者，因前医屡用风燥故也。

后五日换方。

**案：** 胃阳少舒，但湿热未除耳。

皮硝一钱　鹤虱钱半　石菖蒲钱半　车前子钱半　砂仁钱半
神曲钱半　夏枯草一钱　制半夏一钱　连翘二钱　黄芩二钱　炒山

栀钱半　广木香一钱　木通钱半

[批]戈、罗二证同感太阴之气，戈方用木胜湿，罗方和阳泄阴，亦以前证系初感在表，后证因循入里也。

释：五日之后方交太阳，而来气有余，往往未至而至，故首用咸寒之味，以助金水而清湿热。且火兼金化之年，又值气交之分，自当以扶金降火为主。然心气不清，太阳之标热将挟以铄金，故预用菖蒲、连翘以散其郁。方甚平淡，而意理精深，读者详之。

**王翁**五三，素患阳虚，偶染间日疟疾，热重寒轻，气急不寐。

生地二钱　黄芩三钱　当归尾三钱　牡丹皮一钱，土炒　黄柏二钱　白芍二钱

释：此乙卯年立秋前二日方也。月建当未申之交，天运少角，客气太阳主事。肺金本弱之人，火兼金化之岁，风助火威之运，溽暑火炎之月，欲借太阳之气而滋降之，又恐误用寒凉，以致阳气愈陷，若误用发散风燥之味，反或煽动木火，其祸可胜言哉！方用滋阴降火以除标热，而太阳之本寒，妙在用本地风光之法，即用归尾助心以散之，从标治本。神化之技，不可方物。

**余子**十五，痰喘气结。脉微细。

案：雪山朱子曰：金水少相涵之妙也。

薤白三钱　青皮一钱　大麦冬钱半　白苏子一钱　桔梗一钱瓜蒌仁二钱　炒栀一钱　车前子二钱　黄芩钱半　降香一钱　寒食面三钱　葱白三茎

释：此乙卯年立秋后六日方也。火兼金化之年，又值申金尚未出伏，金受火刑已久，更有天运之少角助火之威，而太阳

之寒水不能上通于肺，只见其标热而已，方惟有滋助庚金以降火气，开散辛金以通水气，更用青皮以平少角，使不得助火之威。盖金清水平，则肺气自畅，清肃令行，火降而痰消矣。

**徐氏**十九，四肢无力，头昏咽痛，饮食不纳。脉细数无力。

**案：**此血虚脾倦之象。

当归尾三钱　川芎一钱　黑山栀二钱　苍耳子一钱　肉苁蓉一钱　白芷一钱　北沙参钱半　牛子一钱　山萸肉一钱　防风四分　芙蓉叶六片　橘叶六片

**释：**此乙卯年霜降前一日方也。天运太徵，客气厥阴主事。火强金弱之年，又逢客气之风木煽之，故火不安于釜底而上越，此脾之所以失养，而血之所以不旺也。方用芎、归以助血，而以黑栀、蓉叶清血分之燥火，白芷、苍耳从庚金以制木，沙参、牛子、橘叶保辛金而清浮火，却用苁蓉、萸肉从火气而敛之于釜底，少用防风引之，导以生土，而杀其刑金之势，此即术家贪生忘克之义也。吾师于百家之说，无不该通①，小子解释方意，其犹为蠡测也夫！

按芙蓉叶禀秋金之气，而性体柔滑，故能凉血润燥，却不似生地之沉寒，有妨脾土，因世俗不入煎方，故特表之。徐霁山记。

**殷妻**三十，血崩昏晕。脉乱无纪。

**案：**此湿郁日久而生热，热入血室，无统之故也。今只治其标耳。

延胡索二钱　玄参二钱　血余炭三钱　归尾三钱　生地炭四钱　白芍三钱

---

① 该通：博通。该，广博。

加醋三钱，同煎。

**释：**此乙卯年大暑后七日方也。月建未土，天运少角，客气太阳主事。方用心、肝、脾三经之药以治血分。未土及少角已到，何独不理太阳耶？盖以太阳之标热合于心经，心经之药原因太阳而设。况玄参味咸色黑，实为癸水之主药，而壬水可以类相从。其不直折太阳者，清散与渗利，皆不便用于血崩之候也。

前方服后，血下差少，神亦稍清。

**案：**湿热犹未清也。

莪术一钱　白术一钱　细生地三钱　红花炭钱半　苍术一钱
赤苓一钱　炒山栀一钱　天花粉一钱　贝母一钱　黄芩二钱　旱莲草二钱

**释：**此立秋前二日方也。月建将近申金，原宜预理阳明，况火强金弱之年，又值火炎金伏之月，非运土消积、利水调肝，何能使金气澄净，跃然而出于治哉！

后四日换方。

浮小麦一钱　黑山栀钱半　青黛一钱　黄柏一钱，酒炒　海螵蛸一钱　荆芥穗一钱　瞿麦一钱　贝母一钱　土槿皮一钱　红花一钱，炒炭　云苓一钱　芝麻荄①一钱，炒炭

**释：**前方利水之味，不过兼走膀胱，此则专以寒水为主者，血分三经稍平，故可治其本也。余则金土为辅，而旁及于少角者耳。

后四日换方。

**案：**脉象稍平，可兼用摄阴之品，以清其流。

---

① 荄：草根。

大麦冬二钱　川贝母钱半　白芍一钱　黄连八分　菟丝子二钱
桑白皮钱半　黄芩三钱　杜仲二钱　芡实壳钱半　白蚕茧一钱　郁
金一钱　胭脂一钱，烧存性　红枣纸一尺，烧

服七剂后用八珍汤去人参、甘草，加黑豆、首乌、黄连，
再服十剂。

**释：**此方不出前意，但药物生动，故取效较捷。治病有先
标后本，先本后标者，又有前后治本、中间治标，前后治标、
中间治本者。如此证，先治标，继治本，未复标本兼治。总之，
胸有灵枢，故所向如意。拘泥于小家方书，动云急则治其标，
吾恐其尚未识本之所在也。

**俞妻**三十五，痰火旧疾举发。脉沉数。

**案：**灵山王子曰：土为水之垣，而已非甲不化。当以清木
疏土为主。

五倍子一两　龙胆草一两，酒炒　青皮一两　白芍一两，醋炒
川楝子一两，酒炒　石菖蒲一两　槐花一两　砂仁一两　白茯苓一两
广木香一两　姜皮一两　胆星六钱　天南星四钱

蜜丸，每服四钱，随意下。

**释：**此乙卯年大寒前六日方也。丸方久服，自宜以来岁丙
辰之运气为主。丙辰系太阳寒水司天，逆行三度，初气即交，
而天运又起于太羽，水气过重，则木气漂泊无依，况水齐土化
之年，水气盛而土气衰，将来寅建之甲木何所倚著乎？计惟有
藉残腊之丑土，以立其基，兼舒甲木之气。根株既安，则水气
翻为养木之原矣。从来治病，贵明乎一定之理。至于药味之配
合，惟在即其理而会意。即如此证，病情脉象，了如指掌，果
能审乎气化之衰旺，即别立一方，何尝不效。然非平日有格致
之功者，终不能头头是道也。

**庚申**少阳司天，中运太商，厥阴在泉，金齐火化，右寸不应

初气大寒交主厥阴，客少阴，二气秋分交主少阴，客太阴，三气小满交主少阳，客少阳，四气大暑交主太阴，客阳明，五气秋分交主阳明，客太阳，终气小雪交主太阳，客厥阴。

初运大寒交主少角，客太商，二运春分后十三日交主太徵，客少羽，三运芒种后十日交主少宫，客太角，四运处暑后七日交主太商，客少徵，终运立冬后四日交主少羽，客太宫。

**蒋姓**十七，伤力吐血，时时举发，发则气急心疼。脉数大而虚。

**案：**阴火铄极，法当培阴以长阳，此常治法也。若暂治，则宜培土以伸木，木旺而土返其宅矣。

当归身三钱，土炒　败龟板六钱，土煅　白芍三钱，醋炒　青蒿二钱　砂仁钱半　茯苓三钱，黄连水浸，炒　佛手八分　连翘二钱　山羊血一钱　钩藤钩钱半　炒栀二钱　朱砂五分　远志肉三钱

竹叶心为引，服七剂。

**释：**此庚申年立春后三日方也。月建寅木，天运太商，客气逆行三度，初气属少阳主事，但金齐火化之年，金气强而木火弱，制木太甚，则木不能生火，火弱则心气不足，而土失所养。且真火少力之人，反多虚火上炎之势。盖庚金实阳明之燥火，寅木属少阳之甲胆也，木火之根不固，而标火愈觉浮荡。标火宁，则土自培而木自伸矣。

又换方。

**案：**此时宜降气以行脉也。

川芎八分　红花五分　白僵蚕二钱　降香末一钱　沉香六分　归身二钱　细生地三钱　紫苏梗二钱　泽泻二钱　泽兰二钱　金银花二钱　桔梗二钱

服八剂。

**释**：此雨水前一日方也。阳明之燥火上逆，而少阴气弱之人每为所挟而生焰。《经》所谓气有余则侮所不胜之义也。火上浮而己土失养，即不能与甲相配，故土滞而脉亦俱滞。气即火也，燥金之所化也。脉即血也，心火之所主也。气不降则金盛而木受其制，木受制则不能生心血，而脉终不濡。原文"以"字宜玩。盖降之于下，使为釜底之薪，则土得其养，自能蒸气化血以行于百脉，此即甲己从化之意也。

**王女**八岁，胸腹疼痛，服药不效。

**案**：今岁少阳司天，支干皆属阳明，必多胃满中癥，目赤耳聋，或大肠燥结伤阴等证。然亦须参之以各节所运之气，与人事致病之因。如此证却由去冬之愆阳伏阴，以致少阳不得迁正而遂其生发之气也，可用和解法。

附子八分，黄连水炒　焦楂肉二钱　神曲二钱　木通一钱　广木香一钱　宣木瓜一钱　乌药一钱　桔梗钱半　车前子一钱　茵陈一钱　白芍二钱

服三剂。

**释**：此庚申年立春后二日方也。去年己未为太乙天符，太阴司天之气有余而不退位，加以前冬太阳在泉之令，阳气愆伏，故今岁少阳不得迁正。木火之气既微，而中运强金亦为湿土所束，而不能施其转输之力。依经施治，当折旧司天之余以退之。故方以助阳为主，而以疏土去湿为辅。盖寒湿去则强金自运，阳气胜而弱火亦起矣。此成功所以易如反掌也。

**瞿姓**二十七，从客冬起，偶因心思郁结，咳痰常带血珠，面部天庭冷如冰铁，不知痛痒，兼之耳聋。脉浮缓无神。

**案**：阳水不舒，不能生火，而无根之火失所统摄也。

桑白皮二钱　海螵蛸二钱　白芍二钱　白术二钱　白茯苓二钱
远志肉三钱　砂仁二钱，土炒　香附二钱，醋炙　辛夷仁钱半，去皮毛
朱砂三分

侧柏叶为引，服五剂。

**释：**此庚申年雨水日方也。病起于客冬太阳主令之时，本寒之气未足于下，标热之气浮泛于上，是以阳木失养。而本年金齐火化，真火微弱，故方用桑皮、辛夷之类以平金，而用香、砂、远志以扶火。盖金气平则甲木条畅，火气盛则脾土滋长，甲与己合同而化矣。

又换方。

**案：**心经阳体而阴用，肾经阴体而阳用。阳主施而阴主摄，此证乃阴侮阳而阳乘阴之象。

抱木茯神六两　莲肉四两，连心　白芍三两　连翘二两，连心
五加皮二两　黑芝麻三两　木通一两　桔梗两半　中生地二两，熏脆
紫苏梗二两　川芎二两　秦艽两半

用灯心三钱，浮小麦三合，煎汤和蜜为丸，如绿豆大，每服五钱，灯心汤下。

**释：**此清明前四日方也。病从郁思而起，本年又属心弱之年。此时气属太阴，而火母不足以相养；运当少羽，而心妻不足以相配。将来月建辰土，实为心肾之关键，而又为手足太阴之门户。故丸用心、肾、脾、胃四脏之药配合成方，升降补泻确合机宜，所以用力少而成功多也。

**金女**四岁，痘疮发热，毒闭不出。

**案：**阳明之火罩住肺经，而不得舒畅也。

青皮二线　青蒿一钱　青木香一钱　当归尾三钱　红花八分
枳实一钱　瓜蒌壳一个　桑白皮二钱　青黛八分　砂仁八分　楂肉

二钱

引用竹沥三匙，服一剂后加熟军钱半。

**释：**此庚申年春分日方也。月建卯木，天运太商，客气初交太阴。金强火弱之年，木气多郁，是以不能疏土，而太商亦患其顽梗，太阴亦嫌其濡滞也。且痘证当兼以纳音为用，庚申为石榴之木，秋金重叠，惟榴结实而不损，是为金中之木月。当仲春榴木初萌，宜借卯气以引之，故方以达木为主，而以清金疏土为用。至于用苦温以助心，则兼乎中运，纳音而为之者也。

[批] 大凡痘证，俱感元运而发。此时系六白乾金分司，故阳明之证居多。后世痘疹家或主凉泻，或主攻毒，或主温补，或主燥脾。然骊珠未探，总为纷纷鳞甲也。

后一日换方。

**案：**琴溪沈子曰：此时胃经之湿滞稍轻，只心经之火未透也，宜用清心之味以佐治之。

丹皮二钱　连翘二钱，连心　当归尾三钱　甘菊花钱半　楂肉二钱　枳实钱二　荆芥穗一钱　金银花一钱　青皮钱二　苏木一钱　广木香一钱　条黄芩二钱　木耳五钱　熟军三钱　芦笋尖二钱　茅针肉一钱　紫花地丁一钱　当门子一分

当门子系通脉舒气之味，此出乎前人范围之外，而以意用之者也。熟军宜相势而用，如一服后得大便二次，即宜去之，余照原方再服一剂。

**释：**此方以心经为主，苦温固所以助心，清凉亦所以安心也。盖君火不足之年，阳明之燥火反有上忤心君之势，故兼用辛凉以平金。至于达木疏土，犹仍前方之意云耳。

后一日换方。

案：琴溪子曰：膝理犹有未透处。大凡此证有一点未透，终要清理，免致后患。故前方破格用麝，亦因乎天地之气运而为之也。

丹参二钱　赤芍钱半　槐花钱半　紫花地丁二钱　青皮三钱　枳壳二钱　川芎一钱　抱木茯神二钱　神曲二钱　薄荷三钱　泽兰叶一钱　金银花三钱　蝉衣钱半　竹沥三匙　当门子一分

用白丝绵二大块、灯心三分、桃蕊二钱、杏蕊二钱，煎汤代水。用桃、杏蕊者，取其得春气之先耳。服一剂后头面必清，后加升麻三分，再服一剂，可勿药矣。

释：方仍清金达木之意，但用药之轻松灵变，学者宜熟玩之。盖凡痘疹之用药，总以清轻为贵也。此等闭证，若在俗医之手，必致妄断朝期，谬用寒峻，贼其真元，终归不治。纵有一二先天充实，侥幸不死者，亦必焦头烂额矣。不遇卢、扁，难尽天年。此心乎保赤者，所以瞠目而三叹也。

郁子三岁，痘疮不透，壮热无汗。

案：此证属于肝经，肝主脉络，兹因脉络有滞，故未透泄耳。

苏木二钱　砂仁钱二　红花三分　瓜蒌仁壳共二钱　黄芩钱半　楂肉二钱　人中黄二钱　马兜铃一钱　银花二钱　神曲三钱　赤茯苓二钱　木通八分　甘草二钱　灯心一分　丝瓜瓢一钱

释：此庚申年清明前四日方也。月建之卯木不舒，天运之太商多阻，是以客气之太阴不得和畅耳。盖卯木与酉金相待对，而戊土与己土相表里。方用达木泄金，疏理手足太阴之法。盖金不泄则木受其制，土不和则木根不畅也。同是金齐火化之年，而此方不重扶火者，以证属肝经，木为火母，木达而火自生也。

后二日换方。

案：琴溪子曰：肝经滞气稍清，而心经之火借肝为用。又少阴主血，血有未调，亦难起发。此时却要略用凉味，以分泄木火之气。

胡黄连八分，酒焙　黄芩二钱，酒焙　薄荷二钱半　郁金心钱二，酒炒　丹参二钱，土炒　玄参二钱　知母钱半　羚羊角尖二分，磨　木通钱半　净钩藤三钱　炙甘草二钱半　桑花二钱　茅针花八分　柽柳三钱　香蒿苗二钱

服三剂止药。

释：天运将交少羽，故早用知母、玄参，以迎其气而益其源。且月建亦近辰土，辰为水库，水气向衰之候，相火失所养，将浮泛而上干心君之位。故方用土炒丹参以助心，而用酒炒芩、连以平相火干君之势。其余清金达木疏土之味，皆常法也。但其随证用药，清松熨贴，不似世俗之重浊肤浅，泥于通套方药，以攻伐无过耳。

范氏三十一，痘后目眦肿烂，年久不愈，此时举发更甚。

案：琴溪子曰：此肝经部位，而脾经寄体焉。宜用散药频频服之。

鱼胆一枚，不拘何鱼　皮硝钱半　蚕砂二钱　桑寄生二钱　白芷一钱　白蒺藜二钱　椿白皮二钱　幽兰花三支　猪胆汁三匙

内服外洗俱可。

释：此庚申年春分后三日方也。月建卯木，天运太商，客气太阴主事，疾在肝脾，而月建与客气适与相值，此举发之所以甚也。但强金之岁，木气必弱，自不得不重用泄金之品，乃月在卯木，而方内两用胆汁，何也？太阴己土，非甲木不足以和之，且寒苦而润，能滋养甲木而清其热。甲木既安，庚金自

不得而犯之矣。幽兰花，各家本草与泽兰相泥①，未曾录出。然《本经》上品列有兰草，稽之《骚经》，曰春兰，曰山兰，曰石兰，皆此类也。其性甘平，清肺开胃，消痰利水，解郁调经。《内经》所谓治之以兰，除陈气者是也。愚意气香舒脾，色碧入肝，乃调和肝脾二经之品。其种盛于闽越，性应温和而清补。根、叶皆可入药，功专解郁而无燥烈泄气之患，兼有温暖子宫之益。故于妇科为宜，亦可为虚弱失血等证舒气化痰之用，故附记之。

**殷女**九岁，两项各生痰核一串，年余未痊。

**案：** 从来左脏之脉循右，右脏之脉循左。所谓参互其数，相抱合也。此盖脾经之火，借少阳木用而寄象于少阴之垣也。治法宜清脾火以制其源，消胆火以杀其威。但须轻清之味，方得到此。又要开散滞气之药佐之。

夏枯草二钱　厚朴钱半　青皮二钱　苍耳子钱半　郁李仁□钱，酒焙　钩藤三钱，蜜炙　红花八分　蔓荆子一钱　川郁金钱半　皮硝一钱　升麻八分　青橙皮一钱　青蒿一钱　橘叶二十片　川芎一钱

服十剂。

**释：** 此庚申年夏至后九日方也。月建丁火，天运太角，客气逆行，应属少阴主事。痰核起于旧年，己未土运天符之岁，首夏太阴司天之时，甚于今岁少阳司天、太阴主令之月。此时主、客运气却在少阳、少阴之分。以四象而论，少阴、少阳实乾、坤之大用也。以五行而论，少阳属木土之官也，少阴属火土之母也。今脾经之火借少阳木用而愈甚，少阴反为所凌，而不能施其哺子之用。是甲己以火相从，而不同于有情之合矣。

---

① 泥：原意胶着，纠缠。此处作"混淆"解。

故方以清木疏土为治本之法，又借中运之强金克制阳木，以为治标之法，却兼苦温助心之味，以扶少阴之弱火。而所用又皆体轻性散之味，此理法兼到之作也。

又换方。

皮硝六分　红花七分　石菖蒲一钱，酒焙　当归身三钱　柴胡一钱，酒炒　贝母钱半　净钩藤二钱　金银藤一钱　桔梗二钱　桑枝一钱

服八剂。

**释**：此小暑后六日方也。金齐火化之年，月建换交未土，君火泄气已甚，不得不重加助心之味以救时弊。而少阳之木气久不条达，况值未土之月，金气有根而木气入墓，除却泄金舒木，别无他法。

又换方。

**案**：脾经犹有滞湿，肺中却有新热。

青荷叶一两　青木香一钱　菱叶三钱　青黛二钱　橘皮白二钱马齿苋钱半　芦根六钱　灯心一分　益母草花一钱　木通一钱　薄荷钱二　葛蔓钱二

服五剂。

**释**：此大暑后三日方也。月建未土，客运太角，客气换交阳明，故少阳之相火、阳明之燥火与未土之湿热相蒸，而移热于肺。以肺为诸脏之华盖，而辛与庚相为表里也。然此方究以阳明为重，因中运与客气相比，自不得不杀其威而清其源。而未土太角，实为病本所在，夫是以百变而不离其宗也。

后六日换方。

**案**：阴阳之气尚未得动荡流转也。

橘白皮二钱　椿白皮钱半　樗白皮钱半　川芎一钱　桑白皮钱

半　连翘壳一钱　茯苓皮钱半　红花八分　土槿皮钱半　砂仁壳一钱　贝母钱二

服八剂。

**释：** 此时源头久清，只形证未除，故类用白皮以行皮里膜外之痰。而其中清金和木、疏土调火之意，一毫不紊，其诸诗所云：不失其驰，舍矢如破者欤！

**宋子**七岁，间日疟疾，纯热无寒，发时腹痛，气急无汗，医用凉散剂治之不效。脉弦数无力。

**案：** 胃经燥热，不能生水养金之故也。当以润燥清金为主。

麦门冬五钱　金樱子钱二　郁李仁钱二　柏子霜二钱　黑料豆四钱，醋炒　川楝子二钱　黑豆皮一钱　炙甘草钱半　鲜旱莲草二钱　川芎二钱　砂仁二钱，土炒　鲜枸杞头二钱

**释：** 此庚申年处暑后八日方也。月建申金，天运少徵，客气阳明主事。金齐火化之年，又值申金阳明主客同到之令，庚金强极则甲木过弱，而虚火上冒，此燥热之所以愈甚也。方用清降庚金、生扶甲木为主，兼用滋益少徵之味，以辅岁气之不及，即以制中运之太过也。

又换方。

**案：** 莲峰李子曰：肺管周身之气，卫气不调，故营气不能湛汪也。仍用和解，参以调营卫之法。

金铃子钱半　川郁金钱半　薤白钱半　皮硝七分　柏子仁钱二　紫苏梗八分　藕节二钱　桔梗二钱　川黄连五分　制附子八分　归身四钱　赤豆八分　空小麦一撮

**释：** 此白露日方也。月建新换酉金，金强火弱之年，客运之少徵不旺，甲木又为阳明之燥金所挟，并居火舍，则辛金被烁，愈不能生水以养木矣。此时若纯用正治，既碍于衰木之无

根，又掣于君火之本弱。方用归身、柏子以助君火之源，却用黄连、赤豆以清其热，以金铃泄甲木之热，却用附子以益其源，而引之归于下元。至于清西金而导以生水，散庚金而开其郁结，乃时令之不得不然者也。

后六日换方。

**案：** 胃经之热，实由太阴之湿滞而来。盖生人之水谷纳于胃而输于脾。脾经蒸气于上，则肺受之以流输于万有八千之小窍。故土与金每有互相为用之理。今金土俱郁，故泄气于阳明之卫也。今仍宜清金舒土耳。

大麦冬三钱　天门冬二钱　桔梗钱半　独活一钱　川郁金二钱化橘红一钱　木通八分　香薷钱半　中生地三钱，土炒　广木香二钱贝母钱半　皮硝钱半　紫苏叶八分　苍术二钱，米泔浸　当归四钱甘草五分　荷叶连茎一大个

阴阳水煎，服四剂。

**释：** 此酉金属于手太阴，实与太阳之气相合，此金水相涵之义也。今燥火过盛，土不生金，则水谷之气不能散于周身。胃为水谷之海，与脾相表里，脾湿而胃燥，肺何从得所受施乎？方用疏土生金、清金生土之法，以通周身之卫气。却用扶益少徵之味，以助心而调营，亦以阳明之金气过甚，于所不胜者反狎而侮之也。

后四日换方。

**案：** 病势虽平，而脉犹滑数，当仍用前意而小变之。

当归三钱　大麦冬四钱　贝母二钱　牡丹皮二钱　郁金钱半黑豆皮二钱　南星六分　甘草节一钱　神曲三钱　大砂仁八分，酒炒青皮一钱

引用荷茎五钱，服四剂。愈后仍须清肺，以助营之流通。

**释：** 阳明阻滞，燥火生痰，总由心血不足，营气不能流通之故。究厥由来，终不外乎中运之金强火弱而已。方用助心泄胃，以损有余而补不足。灵枢在握，自能左右逢源，攸往咸宜矣。

**林姓** 三十三，因事恚怒，耳暴聋，医以四七汤及越鞠丸治之不效。脉微数。

**案：** 任督二脉，循腰上发际，而回环转侧于两旁，以终一身也。人但知气有顿挫，而未知血不荣则气亦不得酝酿而流通也。

大熟地八两　山萸肉三两　条芩二两　郁金四两　左纹秦艽三两，酒炒　木瓜二两　连翘三两，连心　茯神二两　益智仁三两，面煨　银杏肉八钱，酒炒　枸杞四两　甘草一两

蜜丸，每服六钱，灯心汤下。

银杏行二脉之要药也。自记。

[批] 客气太阳主事，太阳标热合于心，故用连翘以清之。太阳本寒合于肾，故用熟地以温之，从节气也。心主血，故用茯神以养之。肝藏血，故用萸肉以滋之。脾统血，故用肉果以舒之，遵证脉也。节气与证脉合而成方，斯真得轩岐之秘钥者。

**释：** 此庚申年秋分后一日方也。月建酉金，天运少徵，客气太阳主事，而厥阴风木实司在泉之气。任督二脉俱发源于水脏之部，且与冲脉同源，冲为血海，则任督岂不兼行营气乎。方以滋水为主，而以达木为辅。盖用客气而兼在泉之气也。至于用郁金以清酉金，用茯神、连翘以应少徵，尤见细密无遗。

**范子** 二岁，久泻脾陷发搐，脉弦数。

**案：** 肝经火煽，金受其制，所谓反不令也。盖金为木官，今木反克金，则五行颠倒之候也。

青蒿三钱　肉果钱二，面煨　金樱壳二钱　山慈菇二钱　山药

四钱　粟壳二钱　谷精草二钱半　白僵蚕二钱　黄连五分　升麻一钱

砂仁皮二钱，炒　鸡内金二钱　石榴皮二钱

全料分煎频服。

**释：**此庚申年霜降后三日方也。《经》云：亢则害，承乃制。盖太过之亢制，犹不及之胜复也。本年金气太过，下半年应属承制之候，故火气感于风木，在泉之气以上浮而烁金。又值客气太阳之本寒在下，火不能降于釜底，此所以手足太阴之气俱衰，而戊土亦无所施其运用矣。金本强也，乃因木而反弱，是不得执五行分旺四时之说。盖生克之理，盛衰无常。衰而可补，盛而可泻，即为顺证。析理既明，自有拨乱反正之法在焉。宇宙在握，造化生心，在吾师固无难焉耳。

**陈妻**二十五，产后血崩，头晕目昏。脉右虚大，左微沉。

**案：**阴虚血热之证。又血统于脾，此脾经转输失度耳。

当归四钱　川芎一钱　黑豆皮二钱　忍冬花钱半　砂仁钱二，土炒　红花八分　青木香钱半　制首乌二钱　龟板四钱，醋炙　甘草钱半　大麦冬二钱　蛀小麦钱二

服八剂。

［批］运气同前。前方从金制木，此方滋阴养火。以前证属木恃强，此证属土不职也。亢害承制，天地自然之机，而形体有强弱，脏腑有阴阳，又非可一概论矣。

**释：**此庚申年霜降后十日方也。月建戌土，天运少徵，客气太阳主事，戊土与己土相表里，太阳与太阴相配合，却因金齐火化之年，少徵之火不能生土，所以脾弱而不能统摄耳。

**华氏**三十五，崩淋病后，阴虚发热，头运鼻衄，饮食不进。脉浮数。

**案**：当此水令正旺之时，而木气太郁，柳眼梅梢何由而苗乎？但此证究以舒畅为主，而长阴以生阳耳。盖阴不长，则阳不生。两仪乘除，极之乃发。

土槿皮三钱　沙参三钱　元参二钱　延胡索四钱　地骨皮三钱　青皮一钱　青蒿四钱　白苏子一钱，酒炒　赤石脂钱半，杵　茵陈二钱　升麻八分　诃子肉一钱　东丹一钱　苏木钱半

服六剂。

**释**：此庚申年大寒前四日方也。土王用事之候，客气亦近来岁之太阴。本年在泉之气退位太早，水为土掩，木郁土中，阴土滞而阴水弱，则来年之寅木无根。此全方之所以以疏土壮水为主也。夫滋降肺气以为生水之用，人皆知之，至于滋养水气以为生水之需，并用木味以预舒寅木之气，则更有深意存焉。盖本年为金强之岁，木气受克已久，来岁又为水弱之年，木之母气不盛，不预为养焉，其何能崛然兴起乎？

**邹姓**十六，咳嗽吐血，时觉虚热，饮食减少，医治不效。脉寸沉关滞。注：两寸不应，来年岁气也。

**案**：此总是木德不藏，土根未固耳。

制首乌三钱　鳖甲三钱　藕节六钱　红花炭一钱　枳壳钱半　抱木茯神三钱　芸香一钱　甘松一钱　广木香钱半　降香末一钱　赤芍钱半　花粉钱二　柏脂一钱　桃脂一钱

服八剂。

多用香味者，荣得香而开散耳。自记。

**释**：此庚申年大寒后六日方也。以疏理月建之丑土为主，而以预培来岁之寅木为用。其用首乌者，滋木之源也。用茯神者，益土之源也。诸香属气而入脾，脾统血，血非气不行，故荣得香而散。凡此以酉年初气太阴交足耳。

# 卷　六

## 水 运 年

**辛亥**厥阴司天，中运少羽，少阳在泉，土兼水化，左尺不应

初气大寒交主厥阴，客阳明，二气春分交主少阴，客太阳，三气小满交主少阳，客厥阴，四气大暑交主太阴，客少阴，五气春分交主阳明，客太阴，终气小雪交主太阳，客少阳。

初运大寒交主太角，客少羽，二运春分后十三日交主少徵，客太角，三运芒种后十日交主太宫，客少徵，四运处暑后七日交主少商，客太宫，终运立冬后四日交主太羽，客少商。

**邓翁**六二，胸隔饱闷，嗳气不食。脉浮数而革。

**案：**此胃土不顺之故。

云苓六钱　大熟地四钱　生白术二钱　竹茹三钱　神曲四钱
天花粉二钱　粉丹皮一钱　甘草一钱

**释：**此辛亥年小满前二日方也。辛年客气逆行三度，节近小满，已交阳明。方用云茯、神曲、花粉固已，但土兼水化之年，水气本弱，不能制火，而气反上逆，方用熟地之阴降以治其本，用丹皮之辛寒以治其标。本年二黑流年，于统运之四绿为死气，故土木相持而不相合，此用竹茹、白术、甘草之意也。

**凌氏**四十，胸腹绞痛欲绝，自言食稌屑饼过多，渴极饮水数碗，遂致此病。脉左寸钩，右关濡涩，两尺俱伏。

**案：**运气之火与主令之金土相克而不相生，故有忤缴①不

---

① 忤缴：缠绕，扭转。引申为事情或问题纠缠不清。

安之象。宜和解而开散之，然亦须兼滑润清理之意。

丹皮四钱　生楂肉五钱　香薷三钱　香附米三钱　白薇一钱
红曲一钱　竹茹五钱　竹沥一钱

阴阳水①煎服二剂。

**释：**此处暑后二日方也。月建申金，主气太阴、客气少阴
主事。火为土母，因为客感饮食之气所郁，郁火上冒，不能为
釜底之用，故有未济之象。以卦义论之，即先天之否也。方用
丹皮清散少阴炎上之火，而使之下济。山楂味酸，色赤，借木
味以疏土，即用火性以生土也。白薇味苦而咸，苦者火而咸者
水也，土兼水化之年，水气本弱，故用以启水天之精气，生升
于火位而调剂之，兼以达阳明申金之气，而清散风邪也。竹沥
取其寒滑，阴阳水取其和也。余皆清理胃阳之品，人所易晓。

前药煎熟，已身僵口噤，心觉微温，勉用银簪撬口，缓缓
灌之，至中夜将尽一剂，身动噤开。因再服一剂，狂惑不知人
事如故。

肉苁蓉二钱　白芍五钱　丹皮五钱　鲜首乌二钱　楂肉四钱
枸杞子二钱　天门冬二钱　茯苓二钱　白鹅翎一钱　飞蛾一钱，去头
翅　胆星四分　山栀一钱　青皮一钱　海蛤粉二钱　淡竹叶一钱
竹沥二钱　竹茹钱半

服八剂。

**释：**少阴为客气，申金为月建，太阴为主气。故以芍药、
丹皮、楂肉为首重。苁蓉感马精而生，马为火畜，精为水阴，
故禀少阴水火之气。枸杞冬熟而色红，是禀少阴之水气，而又
兼君火之化者也。天冬禀寒水之气而上通于天，水气通天则天

---

① 阴阳水：指凉水和开水，或井水和河水合在一起的水。

气下降。首乌苦涩，能养手少阴之血，而又能敛足少阴之精者也。凡此四味，皆因土兼水化之年，而用以滋水者也。飞蛾[①]由湿热腐化而生，故用为火土相生之意，白鹅翎禀秋金清肃之气，能辟除狂惑，发扬胃气，而清浮游上越之邪也。茯苓、蛤粉去湿除逆，故用之以应庚金之气。胆星、山栀、二竹、青皮治病标之痰热，兼清少阳之相火，亦防其君、相同恶相济耳。

**某氏**二五，妊娠头运，恶寒呕逆，虚火上冲，不能饮食。脉寸数，关濡，尺细促。

**案：**此水化未成之故。

天门冬三两　麦门冬三钱，去心　归尾三钱　归身二钱　广木香六分　大白芍一钱，酒炒　甘草八分　枳壳一钱　竹茹一钱

服五次。

**释：**此辛亥年立夏后二日方也。《经》云：六气之用，各归不胜而为化。故太阴雨化施于太阳。本年水运不及，土来兼化，时值太阳间气，故太阴乘之。况客运太角甲木之火，更挟太阳之标热上烁辛金，是乌得不用金水之气以制之乎。方用天冬至三两之多，岂非卓识。佐以麦冬固已，而复臣以当归者，盖当归苦温，禀少阴水火之气，与太阳为有情之合，《易》所谓老夫得其女妻者也。用木香、白芍、甘草、枳壳疏理太阴，使不得阻太阳升降之道。更加竹茹以清太角，则相火下降，而既济之功成矣。

**□姓**十九，颈生痰核。脉浮滑而濡，左尺伏。左尺不应岁气也。

朴硝一钱　皮硝一钱　极细飞面一钱　冰片四分　甘草一钱木通一钱　丹参一钱

---

① 蛾：原作“鹅”，据文义改。

用甘草水浸全料一昼夜。服五剂愈。

释：此立夏后七日方也。客气太阳主事。太阳之气本于水腑，外行通体之皮毛，从胸膈而入于中土。今值土兼水化之年，法宜助水而泄土，二硝苦寒而咸，禀太阳寒水之气而消除结固留癖者也。冰片香窜，外走皮毛，能散辛金之郁。木通藤蔓空通，其性自上而下，自外而内，故为此疾佐使之味。飞面、丹参清降手少阴之浮火，因太阳之标热上合心经也。既用甘草入药，复用甘草水浸全料者，取其归于中土，使太阳与太阴相合耳。

**丙辰**太阳司天，中运太羽，太阴在泉，水齐土化，左寸不应，天符

初气大寒交主厥阴，客少阳，二气春分交主少阴，客阳明，三气小满交主少阳，客太阳，四气大暑交主太阴，客厥阴，五气秋分交主阳明，客少阴，终气小雪交主太阳，客太阴。

初运大寒交主太角，客太羽，二运春分后十三日交主少徵，客少角，三运芒种后十日交主太宫，客太徵，四运处暑后七日交主少商，客少宫，终运立冬后四日交主太羽，客太商。

**周姓**三一，久患咳嗽，喘，多汗。脉浮数而促。

释：此金水相搏而不能涵也，补泻兼行可已。

旱莲草五两　益母草四两　黄柏二两　桑枝二两　白花百合一两　木香一两　桂枝六钱　黄芩一两　粉丹皮一两　枸杞子二两　枳壳两半　桔梗二两　白蒺藜二两　川芎一两

蜜丸，每服四钱。

［批］证系金水相搏，而方用木香、枳壳者，水盛则土滞也。脾受水谷之气而上布于肺，脾滞则肺无所承受而金郁矣。土气既舒，则生金垣水，不失其职，实为此证之枢纽，明眼人详之。

释：此丙辰年惊蛰前二日方也。丙年天气逆行三度，初气

即属太阳，是症久患喘咳，阴虚火浮，又感太阳标热之气而增重，故重用旱莲益太阳之水以制浮火。但水齐土化之年，土弱不能胜湿，故用益母、黄柏从水以清湿土。盖水在地中，河海皆为所振，凡治太阳之疾，必须兼理太阴也。太阳之气起于海底，故用桑枝、桂枝启水中之生阳，上交于肺。木香味辛、臭香，禀手足太阴之化，而散布太阳之气于天地四方者也。枸杞禀水气而益阳，枳壳利气除痰，而有疏通中土之用，中道既通，则金水相生，运行无阻矣。余如丹皮、黄芩、蒺藜、百合诸味，无非清降标热、达土平木之意。桔梗、川芎禀金土之气化，而通解血气之郁者也。盖丙辰为天符执法之岁，太阳所在，惟宜和解。此方生克兼施，制化并用，其幽深元妙之理，须微会焉。

孔翁五三，三阴疟疾，从前岁九月起，游衍①逾岁。脉左寸伏，右寸浮滑，右关迟滞。注：左寸不应岁气也。

案：水相荡而成沫，烟将尽而结灰，物理触处可通。此症盖游症也。然痰火犹逼而未解，用疏理不用攻伐，用化解不用武断也。

青蒿一钱　青木香一钱　青皮一钱　白蒺藜一钱　白茯苓一钱白蔻仁一钱　天冬一钱　朴硝一钱　鳖甲一钱　黄芩一钱　车前子一钱　白苏子六分　白花百合二钱　鸡内金二钱　肉果一钱

服十剂。

释：此丙辰年谷雨后三日方也。病起于卯年厥阴间气之候，延至辰年阳明客气之时。方内三青及鳖甲、黄芩以解厥阴之郁，用三白及鸡内金以疏阳明金土之滞，此皆治本之味也。天冬、

---

① 游衍：恣意游逛，不受拘束。此处指病情迁延。《诗·大雅·板》："昊天曰旦，及尔游衍。"毛传："游，行；衍，溢也。"孔颖达疏："游行衍溢，亦自恣之意也。"

朴硝、车前用癸化戊，以利湿而清热。苏子、百合因庚及辛，以润燥而降痰，此皆治标之味也。然水齐土化之年，土气终弱，故加肉果以益釜底之薪，则土气旺而金气平，木气达而水气利，三阴之郁，一时通解矣。

曹氏二十六，便血屡年不愈。脉右寸数、左寸沉，两关无力。

案：当用调脾滋血之味，服十余剂可愈。

山萸肉二钱，旱莲汁炒　当归二钱，土炒　白芍一钱　桑枝二钱，蜜炙　血余炭二钱　五倍子一钱　茯苓二钱，酒炒　青皮一钱　白术一钱　泽泻一钱　女贞子三钱　地骨皮三钱

[批] 案云调脾滋血，而方以萸肉为君者，以少阳木火之气将至，故先机而迎之也。大凡积弱之疾，非借天地之气，虽补难起。解得此秘，则运气乃为我用矣。至方内滋血之外，或敛，或降，或清，而绝无激动火气者，则亦未尝不防少阳也，观其以旱莲汁炒萸肉之意可见。

释：此小满前五日方也。客气逆行，小满应交少阳，不预防其焰而反借其气，以为长养之地，亦以屡年泄血之疾，木火素弱故也。而月建属丙，与年令之强水相比，自以利湿扶土，用太阴以制太阳为宜。方用旱莲制山萸，佐以女贞，取水木相生之意。水既生木，自无浸土之患矣。用地骨皮、桑枝、泽泻清金降水，以除太阳之标热。用术、苓、归、芍以己化甲，青皮以甲合己。五倍、血余以少阴和少阳，而兼以止血。此标本兼用法也。

某氏三十，妊娠气虚，饮食减少。脉寸迟濡，关尺细涩。

案：此疾惟宜养血、散血、凉血耳。

归尾五两，酒煮一炷香　川芎六钱　神曲一两　桑皮一两　山羊血一两　血余炭一两　血竭一两　麻仁一两　破故纸六钱　青木香五钱

用水四升，煮二升，分十停，食前温服。

**释：**此夏至前三日方也。水齐土化之年，月建丁火为强水所制，则血虚而滞。方用酒煮当归为君，佐以血余、神曲，借少阳之气以助丁火也。而少阳木气实为生火之源，故用川芎以宣之，蕤仁以滋之，破故纸以摄之，青木香以达之，则薪添釜底，而成火风、火雷之象矣。更加山羊血、血竭调和血分，以凉血而散血，用桑皮以泻强水而清辛金，则心舍宁静而精神长、饮食进矣。此所以胎前产后均无灾害也。

**某姓**三十，病后湿热不清，精神疲倦，胯间时生结核。脉寸部浮缓，关尺俱濡。

**案：**此气血不摄之故，宜滋息之。

金樱壳　肉苁蓉　土炒茯神　归身　血竭　金沸草　紫花地丁以上各一钱　海藻二钱　生地一钱　白鲜皮钱二　益母草钱半川贝母二钱

服十剂。

**释：**此霜降后四日方也。月建戌土，客气少阴主事。时当火土之令，应旺不旺，以本年水齐土化故也。方用金樱、苁蓉、生地滋足少阴之气，使真水内固，不随邪水以上浮，洵①为治湿之长策。用茯神、归身益手少阴之气，使君火内充而湿邪外散，土有所养而生息无穷，此治湿之正轨也。更加金沸、贝母以清降之，地丁、益母以解散之，海藻、白鲜、血竭软坚散结、和血去湿，取为治标之用，则源流俱清，无复留滞矣。

**张氏**二十四，半身麻木，右偏手足不能动作。脉两寸虚浮，左关缓，右关涩。

---

① 洵：的确，实在。

案：此脾胃燥湿，两持其偏之故。

通草　木通　大麦冬　冬葵子　生地炭　香附　神曲　山慈菇　马兜铃　当归尾　半枝莲以上各五钱

上药同入瓷瓶，内井水煮一炷香，再加酒浸，开水和服。

释：此丙辰年霜降后五日方也。月建戌土，天运少宫，正脾胃二土用事之时。乃水齐土化之年，己土浸而为泥，斯戌土失其滋养而过燥矣。幸有客气之少阴可以用为救药，故借手少阴之丁火以除湿，借足少阴之癸水以润燥。然究系水强土弱之年，自当以抑水疏土为先务，此用药之大旨也。兼用辛金之味，金为水母，金清而后水行，且与中运之丙相合而化也。

前药服毕，手足运动，但精神倦怠，白浊时下。

案：此时金水二脏清浊尚未能摄也。

白花百合三钱　蜜炙霜桑叶二钱　牡蛎粉一钱　菟丝子三钱　白飞面一钱　通草二钱　杜仲二钱　川芎一钱，醋炒　蛤粉一钱　五味子一钱　五倍子一钱　茯神二钱　苍术一钱

服十剂。

释：此冬至前三日方也。冬至子之半，前为阴子，后为阳子。阴子之母为庚金，阳子之母为辛金，宜兼顾为是。此时系在泉之太阴主事，而脉色却应脾肺二经，是为土不生金、金不生水之象。方用菟丝、茯神、飞面益水生土，以资其化源。而用百合、桑叶、五味、五倍、牡蛎、海蛤并醋炒川芎以清金而摄水。加用苍术、杜仲，益太商之力。阴阳俱到，太少不遗。复用通草清金去湿，以抑水而扶土，以应年令。于是水归其壑，土返其宅，而天气下交于地，水气上通于天矣。

岑氏三十八，冷嗽痰饮，气急不眠。脉虚滑，左寸沉，右寸数。注：左寸不应岁气也。

**案：**此痰系寒积而成。今气运适在戊己之分，故举发较重也。

肉苁蓉钱半　山慈菇三钱　砂仁一钱　红曲一钱　白花百合三钱　玉竹二钱　郁金钱半　茯苓二钱　石菖蒲二钱　降香末一钱　北沙参一钱　木瓜钱半　金石斛钱半　车前子钱半　胆星五分

服五剂。

**释：**此丙辰年小寒日方也。月建丑土，客气系太阴在泉主事，戊己二土阴阳出入，本自相为表里，故用药之意亦觉显明易晓也。

**辛酉** 阳明司天，中运少羽，少阴在泉，土兼水化，两寸不应

初气大寒交主厥阴，客太阴，二气春分交主少阴，客少阴，三气小满交主少阳，客阳明，四气大暑交主太阴，客太阳，五气秋分交主阳明，客厥阴，终气小雪交主太阳，客少阴。

初运大寒交主太角，客少羽，二运春分后十三日交主少徵，客太角，三运芒种后十日交主太宫，客少徵，四运处暑后七日交主少商，客太宫，终运立冬后四日交主太羽，客少商。

**宋姓**三十一，庚申冬季，忽患腹痛泄泻之疾，渐觉咳嗽多痰，延至二月，咳嗽不止，项强而肿，发热恶寒，头运身重。脉沉细无力，独右寸虚数。

**案：**此感太阴之气而成。阴湿既重，阳气虽升而阴火飞越。盖清阳不升，故浊阴不降。但症形重大，药须紧服，早服二剂可也。

铁落四钱　煤灰二钱　金铃子二钱　马齿苋三钱　净银花二钱　沙参二钱　茶叶二钱　葛蔓根三钱　鲜茵陈蒿三钱　贝母三钱　鬼箭羽二钱　红花二钱

用白银小锭入药煎，竹沥三匙，和服二剂。

**释**：此辛酉年春分前二日方也。土兼水化之年，支干总属阴金，且立春前雨泽久濡，阳土不旺，燥金无所施其力，故太阴反以强宾而夺主。然究因客气逆行，阳明司令，未致猖撅。今春分将近，少阳相火挟湿上升，故有寒热项肿之象。方用铁落、白银以镇木火之上炎为主，煤灰以除飞越之湿，金铃、鲜蒿以解少阳之郁。而阳明究系司天统令，故用马齿苋、葛梗以舒之，银花、沙参、茶叶清辛金以保肺气，卫矛、贝母散结解郁以除辛金之湿满，佐以红花、竹沥破瘀消肿、清痰利咽，为外症之引也。

后一日，项肿倍增。至中夜，咽内壅塞，气息阻隔，茶水难进。

**案**：湿火上炎，木气拘挛，只是用古针法刺次指、中指去爪甲一韭叶许，其救急最捷。否则，权用吹药开路，再用金汁、金银露、浮小麦、鲜生地汁冲服，以治其标。吹药用：

大戟一钱　猪牙皂一钱　刺蒺藜一钱　原麝二分　没药二钱
皮硝一钱　见肿消二钱，焙干　海金沙一钱　辰砂三分　山慈菇一钱二分

如无见肿消，则当以野荸荠粉四钱代之，同为细末，频吹可也。

[批]《至真要大论》曰：太阴之胜，喉痹项强。《缪刺篇》曰：邪客于手少阳之络，令人喉痹，刺手中指、次指。邪客于足少阴之络，令人嗌痛，不可内食，刺足下中央之脉。此证由阴湿而起，本太阴也，近春分而见感少阳也。少阳与少阴为君臣，亦为夫妇，故兼及少阴。合而言之，太阴本也，少阳标也，少阳标中标也。然君主不宁，而百体解散，急则治其标，此之谓夫！

**释**：外治之药不过开郁解毒、散结除湿耳。其内服治标之药，金汁、银花露为解毒清凉之通剂，浮小麦、生地本少阴之

味，而用以治相火之灼金者。盖心与肺本相联属，而足少阴之所生病，舌干咽肿。相火既动，君火随之，且少阳初动，难于直折，只得借少阴以和之耳。

又换方。

案：毒气虽稍散，而真阳日光尚未透漏，总为阴火所遏耳。方宜养阴以归元，散阳以泄气。

生鳖甲三钱　秦艽二钱　香附一钱，炒　制首乌二钱　人中白二钱，杵　黑豆皮钱半　独活钱半　防风八分　黑芝麻二钱，去油　红花一钱　白芷二钱　天花粉二钱　当归三钱　马兜铃一钱　肉果八分，面煨　百草霜一钱　梁上尘二钱　佛果金二版

服二剂。

[批] 大凡阴火之病，须补阴水以静之，故方内叠用滋阴之品。又肉果人太阴之分，能收火入里，而敛飞腾之焰。此二法实为立基固本之要诀。譬之用兵须争上流，形胜既得，迎刃而解矣。

释：此春分后一日方也。令值少阳相火，而用鳖甲、秦艽、香附滋木气而疏木郁，首乌、豆皮、芝麻滋水以养木者，木气不达，则火不归根，而逸出故也。又用煨肉果、百草霜以摄阴中之阳，薪安釜底，自不随邪火而上越矣。飞金、花粉、兜铃镇金气而清其浮热。当归、红花以少阴而和少阳，人中白、梁上尘一浮一沉，用以扫除上下之邪火。白芷、独活、防风则散阳以解湿郁之留滞耳。盖当土兼水化之年，太阴气胜，太阳之气不能灌溉于周身。譬如日光为云翳所掩，光辉黯淡，何能照耀于周天哉？医者须为拨云雾，见青天，使辛金能与丙火相合，然后水化成而生机转也。

服前方，脉象稍起，但觉心神恍惚，时若惊恐。

案：此阴不归原，而阳失其度也。今可清肺散结矣。

归尾三钱　郁金一钱　金陀僧二钱，童便煅枰　朴硝二钱　白芷二钱　香附钱二，酒炒　辛夷仁钱二，去净皮毛　南星八分　砂仁壳一钱　甘菊二钱　银花二钱　车前子钱二，酒熏　陈皮一钱　白僵蚕二钱　甘草一钱　野菊根三钱　竹青屑五分

三剂，仍早晚两服。

[批] 案云清肺，而方内参用阳明之品者，以太阴与阳明相为表里也。

释：少阳乘少阴之位，相火夺君火之权，故以归尾、郁金靖少阴之气，使少阳不得而乱之也，加童便煅陀僧以镇金气，朴硝之咸寒以清三焦之邪热，白芷、香附、砂仁壳、辛夷仁香燥辛散，以除上焦之湿郁，南星、陈皮清中土之痰湿，甘菊、野菊、银花、车前保肺清金，不使为相火所烁，僵蚕、竹青散相火逆结之痰，兼治咽肿。可谓内外俱彻者矣。然合观大意，总不外合丙辛以化水，以救年令之不及，用少阴和少阳，以平客气之太过，用金气克卯木，以防月建之助炎而□□。

又换方。

案：春木发早，湿火过炎。炎上之火本无定也，只宜以清金壮水为主耳。注：谓去岁冬燠①雨濡，春令早行也。

抱木茯神三钱　明琥珀一钱，灯心研细　连翘三钱，淡盐水焙干杜仲三钱，盐水炒　黑芝麻钱半　戎盐钱半　赤豆一钱　白药子钱半黄药子一钱　胆矾一钱　珍珠八分　山慈菇三钱　天花粉三钱　朴硝三钱　砂仁一钱　川芎一钱　甘草八分　莲房一个

引用水菖蒲根，取自然汁四匙，生和服。加白马溺一大杯，和入。盖马为乾金，溺则取其趋下之性。如无白马，可取大蚌一枚，少加盐矾入内，取生水和用。服三剂。

---

① 燠：暖，热。

**释：**此春分后五日方也。茯神、莲房、琥珀、连翘清手少阴之热，杜仲、戎盐滋少羽癸水之气，且软坚也。此皆所以为少阳之配者也。山慈菇、赤豆、药子、菖蒲汁以除痰而去湿，消肿而散瘀。胆矾乃少阳本经之引，以之涌吐风痰、发散相火而解咽肿。珍珠、马溺、车前清金水之脏，花粉、朴硝兼除腑热，砂仁、川芎以散血气之郁滞。究其大意，仍不外前方之旨云尔。

又换方。

**案：**前方尚少半剂之力，须用前方再服半剂，后换用内外双解之法。

元参三钱　苦参二钱　牙硝二钱　黑料豆三钱，酒浸炒　山慈菇二钱　天花粉二钱　赤苓一钱　熟军二钱　皮硝一钱　乌贼骨一钱　银花二钱　山豆根二钱　茯神二钱　木通八分　泽泻八分　甘楝根皮一钱　衣鱼四分　蛇脱三分

服二剂。

**释：**此为内外双解之剂，夫人而知之也，然必重用黑豆、元参以保少羽之气者，因水弱之年，恐为少阳所泄而难济耳。

又换方。

**案：**有湿火上蒸，意欲外托而兼内治，故前用蛇脱等药以两枝其兵，所谓间道而出者也，犹有外不尽托而内不尽治之处。今却用刚柔并济法滋润其阴，方好还原。今之二枝异于前之二枝也。

龟板三钱，酒炙　地骨皮三钱，鲜者　桑皮二钱　菟丝子二钱，酒炒　贝母三钱　青黛三钱　山慈菇二钱　白苏子二钱　冬青子三钱　钩藤三钱，蜜炒　冬葵子三钱，杵　皮硝二钱　败酱四钱　刘寄奴二钱　马鞭草一钱，如无，以虾蟆草代之　甘草一钱

服二剂。

**释：** 前半多降火养阴之品，后半则兼解毒去湿，及外托散结之药矣。

又换方。

**案：** 此时内毒渐清，剩外毒未除耳，当用淮阴四面吹散楚军之法。然亦须连络彭军以为犄角。何则？前盖开壁令其逸出，今则收烬欲自完缮耳。宜再服前方二次，后用截然二枝军，一枝埋伏，一枝战也。

早服用：

炙龟板四钱　白芍二钱　首乌三钱　枸杞子三钱，炒　川芎二钱　当归身三钱　黄芩二钱　葛根粉二钱　贝母四钱　元参二钱

**释：** 此为埋伏之军，所以备不虞也。

晚服用：

土茯苓五钱　白茯苓四钱　川芎八分　海藻二钱　贝母二钱皮硝二钱　刘寄奴三钱　镑犀角八分　硼砂钱半　琥珀八分，研细苦菜根十个　金银箔二十张　陈小麦秆三十茎

以上二方俱用甘菊、银花煎汤代水。

**释：** 此为出战之卒，所以摧强敌也。

前方服至二日，项间脓溃肿消，诸症悉退，但觉体虚。

**案：** 此症原系伤寒实症，然当权其先后施治之法，不可率尔驱除，务要收火入内，散邪出外。治之无其法，一内伏即不可解矣。故欲其聚于一处，如秦将之坑卒者①然。此其中惟权为难耳。今已顺流而下，大事就矣，以下无大难处，所谓一将

---

① 秦将之坑卒者：长平之战，秦将白起坑杀赵国四十万降卒。此处借指使邪气聚于一处以攻之。

守之有余者也。

象皮四钱　猬皮四钱　金狗脊三钱　大白芍五钱　白茯苓三钱，土炒　丹参三钱　当归身二钱，土炒　龟板五钱　橘核三钱　制首乌三钱

引用银花藤、摩萝藤、荷钱连茎一个、小麦秆三十茎，日服一剂，服五帖。

**释：**此春分后十三日方也。木火气盛，金水气衰，故方以扶金滋水为主。用二皮凉血生肌，兼扶司天之金气也。橘核《日华》以治膀胱气痛、腰下冷气，是禀太阳之气而散寒湿结核者也。茯苓属辛，橘核属丙，此丙辛合化之理也。余俱滋阴之品，而少阴为尤多。盖少阴君主既强，则少阳相臣自不能不退听耳。

月峰问辛酉二月时令治法。

**案：**师曰：去冬阳气早泄，故阴舍不固，而木气拳拘耳。子知前方用铁落、生银之意乎？以其早动则静镇之。去冬雨泽连濡，亦见阳水虚涵、阴金浮泛之象，宜早用铁落、铜青、石燕等药，所谓以金从金之意。外加木香、辛夷、青蒿、紫苏、葛根、枳壳、款冬、忍冬、韭子、金石斛，或加细辛、肉果，盖助阳而收肺气之汗漫者耳。或用马齿苋、虎耳草、车前草、虾蟆草一二物为引，从湿以治湿也。外加土炒茯苓、川楝子、甘草节用为佐使，随症加减可也。至如细辛、石燕、铜青、肉果，皆非常用之药，须随症斟酌之。

**袁氏**四十，腹中痞结，经脉不通，头目眩晕，上膈有痰，咽干心热，胁下时痛，阴虚潮热。脉沉涩，右寸虚浮。

**案：**此由阴阳相舛错，而脉理失其滋息也。法宜守阴以助其下生之气，升阳以助其上升之势，乃成地天之泰耳。此调燮

之在微渺者也。

炙黄芪二钱　钩藤钱半　桑白皮二钱　泽泻二钱　红花二钱
桑椹膏六钱　益母膏二钱　茯神二钱　紫花地丁一钱　女贞子四钱,
酒炒一半,土炒一半　神曲二钱,土炒　厚朴二钱,姜汁炒　甘草一钱
枳壳一钱　制首乌二钱　苡仁三钱　木通一钱

上药服八九帖，加姜汁钱半，土炒种术二钱，再服四帖。
加煨肉果一钱、石菖蒲一钱、木耳一钱、山慈菇一钱，又服三
四帖可愈。愈后期年并可生子。

释：此辛酉年夏至前六日方也。客气逆行三步，正值太阴
主事。用黄芪、桑皮及益母膏，皆手足太阴药也。既用心经之
味以生之，肝经之味以疏之，而又用肾经之味以滋之者，欲使
水土有相垣之势，金水有相滋之用也。况水运不及，土来兼化，
非清金何能生水，非滋木何能疏土哉。凡此百孔千疮之症，皆
不宜拘定陈法，顾此失彼。看此方补泻兼施，温凉互用，学者
须熟读《金匮》及《准绳》诸篇，庶可窥其一二也。

徐氏二十五，是年春因丧子悲患，遂致经脉不行，呕哕眩
运，腰疼胁胀，饮食日少，形徒骨立。脉郁涩而濡，两寸沉。

香蒿二钱　香附钱半,酒炙　石菖蒲钱半　法半夏一钱　枳壳
一钱　青皮八分　黑芝麻钱半　云母粉八分　秦艽一钱,酒微炒　女
贞子钱半,米饮炒　川芎钱半

服八剂。

释：此辛酉年夏至后三日方也。天运少徵，客气逆行，太
阴主事，故以菖蒲、川芎开心经之郁，余皆滋水克土，以疏太
阴而扶中运之不及者耳。

云母者，云之母也，其性益气而升阳。盖云本由地中之湿
气而生，故云母为土中升散湿气之味，列于《本经》上品，为

服食养生之药，方书亦有云母丸及服食诸法，后人不能格物穷理，故入方甚少。附注于此，以备参考。王灵山记。

又换方。

**案：** 此有肝经郁火，而此时宜先利其气，亦本古人五苓、五香之意，而活用之耳。

土香薷三钱　老松节一钱　茯神三钱　苏梗二钱　白茯苓三钱　赤茯苓钱半　枳壳钱半　赤芍二钱　木瓜钱二　泽泻二钱　归身六钱，酒炒

服十剂。

**释：** 此大暑后四日方也。天运少徵，客气换交太阳。太阳为寒水之腑，故用松节、茯苓、泽泻去湿邪以清水腑。苏梗，其叶朝挺暮垂，禀太阳晦明之气，天气下降，其用为下气杀谷，故以为利气之向导。脾为气母，又为血之统领，故用归、芍以调之，太阴与太阳本相配也。青蒿得先春之令最早，理属少阳，《易》曰：震一索而得男，故谓之长男，盖太阳、太阴之所生也。考《律书》黄钟生林钟，林钟生太簇之义可知矣。大凡肝经有郁，则心气不旺，故重用酒炒当归以助少阴之气，而复用少阳之木味以配之，则生生不息之机由是启矣。合观二方，俱不外疏土去湿之意者，以土兼水化之年，令宜然也。

服前二方，经脉稍通，饮食渐进，但形体未复，精神欠爽。

**案：** 水旺之时，木气自润，但恐水不归垣，转致泛涨耳。

茯苓块三两　茯神三两　猪苓三两　土茯苓一两　赤苓一两　桑白皮三两　黄柏三两，盐水炒　砂仁二两　泽泻二两　海桐皮二两　苏木二两　炙甘草四两　甘菊花一两　加左金丸一两，杵碎和入

上药研末，蜜丸，橘皮汤下。

**释：** 此立冬后四日方也。中运虽嫌水弱，而主气阳明，月

建当亥，子母相生，可以转弱为强，故不忧水之不足，而第忧土之兼水而转伤于湿也。方用五苓为主，重用炙草为土分之响道。却用黄柏左金，聊为在泉之少阴去其逆，所以专其生土之用也。然此症究以调经为主，使无海桐、苏木为疏土行水之具，不特筑版无资，堤防难就，亦且不归血分而宽泛无著矣。至于桑皮、甘菊，则又因烁金之客气而旁及者也。

**孔姓**三十四，耳暴聋。

**案：**此盖窍于肾而系于肝者也。宗气不能随卫气以转输，故有此疾。虽非要紧关头，却由水脏卑下之地，速济为难耳。可用丸治之。

巨胜子二两　马兜铃一两　金狗脊一两　乳香一两　骨碎补二两　云母粉两二　橘红一两　砂仁二两　秦艽二两，酒炒　菟丝子两半　枸杞子两半

用青荷梗蒂十两煎汤，和蜜炼为丸，更加雷丸七钱，盖取其得雷鸣发动之气而生者也。平时服藕最妙，盖水之精而通窍于上者也。

**释：**此辛酉年大暑后四日方也。土兼水化之年，客气太阳为土所阻，此所以天地否塞而关窍不通也。方用云母、雷丸所以升地气，兜铃、枸杞以降天气。而又用秦艽之纹理旋转，以为阴阳出入之枢机。盖天气左旋而右转，地气右旋而左转，左右者，阴阳之道路。秦艽禀天地运行之气，更用酒炒以引入心经。复佐以菟丝、荷蒂，借少徵之运以通心窍，使水火济而地天泰耳。至于用滋肾之味以助水运之不及，则理之易晓者矣。

**邹姓**十七，咳嗽吐血，发热不已。脉象虚大。

**案：**从来脾经易收而易泄。以位居中央，为上天下泽之所交气耳。此症宜摄土而滋水。盖水弱则易于浮荡，水荡则土垣

难固，土垣溃则水更易涸矣，此理可推也。

黄芩二钱　丹皮二钱　地骨皮二钱　枸杞子二钱　青木香二钱
白薇二钱　白及一钱　侧柏叶一钱　红曲二钱，土炒　甘草节八分
老松节一钱　当归三钱　炒栀八分　木瓜八分　摩萝藤三钱　青荷
茎五钱

阴阳水煎，服六剂。

**释**：此辛酉年芒种后十二日方也。客气逆行，应属太阴主事，而阳明实为司天之气，故用黄芩、地骨、归身、白及以理手足太阴，而又用白薇、红曲以理阳明也。然土兼水化之年，水气本弱，故用松节、枸杞、摩萝以滋水而疏土，又用荷茎、柏叶、丹皮、炒栀清少微之热者，因月建也。至用木瓜、木香、草节，亦以疏理湿土，使不得阻金水相生之路耳。

**吉姓**十九，素患咳嗽吐血，忽染重疟。脉寸口洪大，关迟软，尺弱。注：岁气以两寸不应为常，兹见洪大，火上越故也。

**案**：此阴土有亏，故浮游其气，而不与营相调耳。《易》所谓二女同居，其志不同行者也。宜用以阳求阴之法。注：《易》睽卦象词云：火动而上，泽动而下也。盖离为中女，兑为少女，故曰二女也。言此症火气浮越，金气下陷，而两寸反见洪大，有睽脉之象也。

肉豆蔻钱六分，半生，半面煨　生姜三钱，半生，半煨　苍术二钱，半生，半米泔炒　甘草一钱　厚朴钱二分，半姜汁炒，半生　缩砂仁钱二分，半土炒，半生　广木香钱半，半面煨，半生　陈佛手一钱　陈莱菔子钱二分，炒　降香末一钱　橘红二钱　苏梗一钱　土藿叶八分

服四剂。

[批] 脾经多气而多血，脾土有亏，则气不归血，气浮而血陷，阴阳相舛矣。方用理脾之味，半熟半生，一以求诸阳，一以求诸阴也。用药之妙，不可方物。

**释**：此辛酉年霜降前一日方也。阳土与阴土相流行，亦相对待，一盛则一衰。今月建戌土，天运太宫，阳土盛而阴土愈衰矣。脾为气母，气即火也；脾统血，血即水也。今土气既虚，故火动而上，泽动而下，暌象见焉。又值客气风木煽动，阴火上越，湿热熏蒸，濡滞莫解。故用理中之意，使火气归源于釜底，则土气有根而运行有力，此用药之大义也。盖阳位乎天，阴位乎地，阳性升，阴性沉，安阳于阴位而后阴气得所依附而滋长，此之谓以阳求阴。总以土亏之疾，不宜直用克伐，惟有扶阳燥土，以培其根耳。

疟愈半月，虚热复发，吐血。

**案**：此亢阳外越，真阴失守，故心气一炽而金水不下济也。此时仍可降阳而伏阴耳。

伏龙肝三钱　倒挂尘一钱　降香二钱　松脂二钱　槐实钱二
马兜铃钱二　地榆钱二　胡桃肉二钱　益智仁钱半　归身一钱　干
首乌二钱　甘草三钱，炙　黄柏三钱，盐水炒　肥牛膝一钱

可服十数剂。

**释**：此小雪日方也。少阴君火在泉，而用药从足少阴为多者，以病由真阴失守，故用从治之法，引火归原，以熄少阴之焰也。盖土兼水化之年，水弱则真阳无所依恋，故治之者，必欲以剥之上九，降而为复之初九，乃克顺孟冬收藏之令。更加清降辛金之味者，肺为心舍，且防阴火之上越也。然非水上火下，终不能成既济之象，故复用黄柏、地榆、槐实以治其标，方得如针芥之投耳。

**洪氏**三十三，卒然昏倒，四支厥逆，良久始有气息。脉细数，尺更微。

案：夏病于血者，冬必病必①气，以节宣相失之故耳。况此时一阳起于重阴之下，阳为气母，母郁则子亦郁耳。但此时不可峻补，恐涩滞其从出之路也，此时只可用升阳守阴之法。

阳者，命门之真火也，真火郁则心火不守，而土气亦郁矣。升阳者，扶助命门之阳气；守阴者，降伏少阴之君火也。祝道山注。

肉苁蓉八分，面包煨　辛夷心一钱，去外皮毛　延胡索二钱，醋微炒　白归身四钱　川芎钱半　龟板五钱，杵　广木香钱半　砂仁一钱制首乌四钱　炒山栀一钱　香附一钱，醋炒　朱砂三分　黄连四分大白芍钱半，土炒　粉甘草八分

服四剂，加黄芪四钱，再服四剂。

[批] 不识运气之理，必疑此症为中风矣。勘破一阳不升之故，以扶阳而滋养少阴，以安在泉之气，看来似不对症，而恰丝丝入扣，非粗工所能问津。

释：此辛酉年冬至后九日方也。在泉之少阴主事，故用龟板、辰砂、当归、黄连、炒栀靖君火而益心气。然而冬至节后，一阳初生，此月令阴阳之卦气也，阳气伏于土中，故用肉果、砂仁、木香以助一阳之气。真阳从水中而生，故用黑豆、首乌以滋水中之阳。病本由于血分，而病标见于气分，故用延胡、香附、川芎、归、芍以理血中之气。又肺为主气之官，气逆之症，安能舍此，但当补泻两难之际，惟宜清轻之味以平之，故只用辛夷仁钱许以为开散耳。辛者阴金也，夷者平也，律有夷，则卦有明夷，先圣命名，具有至理，详《本经》下气之文可悟，何得专指为胃土之药耶？

① 必：疑为"心"之误。

# 水运年续编

**丙寅**少阳司天，中运太羽，厥阴在泉，水齐土化，右寸不应

初气大寒交主厥阴，客少阴，二气春分交主少阴，客太阴，三气小满交主少阳，客少阳，四气大暑交主太阴，客阳明，五气秋分交主阳明，客太阳，终气小雪交主太阳，客厥阴。

初运大寒交主太角，客太羽，二运春分后十三日交主少徵，客少角，三运芒种后十日交主太宫，客太徵，四运处暑后七日交主少商，客少宫，终运立冬后四日交主太羽，客太商。

**宋妻**四十，头运腰疼，足筋牵掣，麻木无力，月事短少，不孕。脉两关虚数无力。

**案**：莲峰李子曰：此肝肾血分虚燥生风之象，宜缓调之。

马齿苋两半　肥牛膝一两　松脂一两，酒煮　鳖甲二两，醋炙女贞子三两　五加皮二两　秦艽两半　当归二两　钩藤四两，猪油浸炙　独活两半，制同上　猪蹄筋二两，酒炙　石斛三两

熟地、苡仁、玉竹浓煎为丸，每服五钱。

**释**：此丙寅年惊蛰日方也。肝肾二脏久虚，又因水齐土化之年，故壬水强而癸水无气，乙木失滋养之源，客气复逆行，少阳甲木盛而乙木感阳热而生风。故方用胜湿之味，以制太过之水；用敛抑之味，以平少阳之焰；用滋阴扶木之味，以滋乙木之源，而祛其虚风也。

又换方。

**案**：莲峰子曰：此木燥水亏之疾，而此时尤以滋水为要。

鲜旱莲草四钱　大麦冬二钱，用辰砂二分，同杵　丹皮二钱　冬葵子一钱　冬青子二钱　郁金钱半　云苓钱半　肥牛膝一钱　杜仲二钱，盐水炒　木瓜一钱，不见铁

**释：** 此小满后二日方也。本年中运虽属强水，而水亏之人真水不能依附而起，而邪水反因之而盛。木必得真水而后润，今值少阳主气之月，客运复属少角，客气又逆行于少阴之分，木火之气过盛，木愈燥觉水愈亏耳。方用清降金水之意，祛湿邪即以扶真水，所以养木而兼以平木也。

又换方。

肥玉竹三两　泽泻二两，盐水炒　花粉一两　柴胡八钱，醋炒石决明二两　天冬三两，盐水洗炒　郁金两半　丹皮两半　炙鳖甲三两　杜仲四两，盐水焙干　水红根一两

制首乌、黑芝麻煎汤泛丸。

**释：** 此处暑后七日方也。主气太阴，客气属阳明燥金主事。庚金为乙木之官，木病之人，当水盛之年，又值湿土之会，土湿则木无所附，更兼燥金之气克之，木安能支乎。方用清理阳明之味以平金燥，又用土中去湿之味以制中运，然癸水实为乙木之源，又不可以不养，故补与泻并行不悖焉。

又换方。

**案：** 莲峰子曰：疾将愈矣，惟在调养得宜而已。

女贞子三两　川续断二两　独活一两，酒炒　苏木一两，醋炒龙眼肉一两　甘菊花三两　归身一两　钩藤三两　炙甘草两半　肥牛膝一两，酒炒　白芍二两，醋焙　柴胡八钱，醋焙

嫩桑枝、金银藤煎汤泛丸。

**释：** 此小雪日方也。主气太阳，客气厥阴主事，水亏木燥之人，正可借天地之气以为滋养之源矣。方只用独活以理太阳，而太阳之标热合于心经，水盛之年，心火每虞其不足，故用酒炒独活即佐以龙眼、当归以助心气，余则滋养阴木之品耳。

妊娠三月，腹胀恶阻，气息不舒，饮食减少。

案：莲峰子曰：此宜理气，不须补气也。

陈香橼六分，炒　白蔻仁六分　当归钱二　白芍钱二　砂仁壳
一钱　五加皮钱二　黄芩一钱，酒焙　血竭五分，酒炒　百草霜八分
法半夏一钱　防风八分，土炒　紫苏八分　陈皮一钱

释：此大寒后二日方也。节过大寒，当属次年太阴初气主
事。脾为气母，气之不舒，土不垣水也，故方中多用燥湿醒脾
之味。曰不须补气者，次年丁卯系金兼木化之岁，补气则金愈
强而木愈弱，木愈弱则愈不能疏土矣。

吴女十六，疟疾间发，头重体倦，身热无寒，不能饮食。脉
虚大而濡。

案：灵山王子曰：此少阴之火不能生土，以致输转不灵，
而少阳起而夺之也。

面神曲三钱　夏枯草二钱　白芍一钱　甘草钱半　天南星八分
陈枳壳一钱　黄柏钱半，盐水炒　阿魏一钱　大麦冬三钱，朱砂同杵
青蒿二钱　稻叶三钱　荷叶三钱

释：此丙寅年芒种后一日方也。客气逆行少阴，而主气复
属少阳。火气既盛，宜乎能生土矣，奈水齐土化之年，一遇阳
火熏蒸，遂成湿热。况少阳并入司天之气，而间气之少阴不足
以胜之，此少阴所以不能施其生化之用，以致湿土滞而不灵也。
方用神曲为君，加以麦冬、朱砂以助离火中虚之气，佐以清理
少阳、降火除湿之品，更兼夏枯、白芍以和之，阿魏、枳壳以
通之，庶几甲己合而土化可成焉。

又换方。

茶石斛三钱　砂仁钱二，土炒　苍术钱半　黄柏一钱五分　夏枯
草二钱　楂肉钱半　丹参钱半　牡丹皮一钱　侧柏叶一钱　藿香钱
半　南星六分　白茯苓一钱　百草霜一钱　香附一钱　天冬二钱

面神曲三钱　木香一钱　稻叶三钱

**释：**前方用青蒿、荷叶，借甲木之气以化土而克水，此方用石斛为君，佐以天冬、黄柏、丹皮、柏叶，借金水之气以平木火。或借主气治中运，或借中运治主气，无非因时之妙用而已。

后二日换方。

桑白皮二钱　香附二钱，酒炒　郁金钱半，酒炒　山楂肉二钱　青木香钱半　云母一钱　薤白三钱　香薷钱半，酒炒　益母草二钱　厚朴八分　芸香钱二　淡竹叶一钱　没药八分　鲜蔓荆子二钱

**释：**土化既成，则水气平而致湿之源清。少阳既顺，则相火解而蒸热之焰熄。而下流壅滞尚未全通，斯不得不责之输转之官矣，故此方多主戌土，以为治标之法。

**汪子**四岁，时疫发斑，昏晕多汗，数日不解。

**案：**莲峰李子曰：中运水气过强，遂有上凌丁火之势，此时丁火主月，未免相持不下而相争不已。汗为心液，汗多而昏者，心气不胜也。此等移步换形之证，又不可拘定成局。亦或有郁久发暴，子复母雠①之变，治之者须临时详察，善为转换，方无胶柱之失。今只解其相争之势，使丁火差堪自主耳。

石菖蒲一钱　柴胡八分　青皮七分　大青根二钱　蔓荆子钱二　丹皮一钱　桔梗一钱　人中黄钱二　百草霜一钱　通草五分　竹沥五匙　东丹一钱

灯心、竹叶为引。

**释：**此丙寅年夏至后三日方也。客气逆行少阴，又兼月建并合，似乎丁火不致少力。奈中运水气过强，与丁火两不相下，

---

① 雠：仇恨；怨恨。鲍照："白刃起相雠。"

故见证如此。方用东丹以镇压水气，更加通草以清利之，则水气平而纷争可解矣。然主气之少阳，又为病标之所在，亦不可以不理也，故用柴胡、大青、蔓荆、青皮以清降之而已。

**桂子**半岁，素患胎热，大肠秘结，头热烦躁。

**案：** 道山祝子曰：燥土司月，合于太阳之标热，故旧有胎热者，感之而将动也。然当将动之时，却不宜过用遏抑，只用古猪肤汤之意，清润脏腑，以防未然耳。

猪肤薄皮三钱　芦根三钱　血余炭二钱　天冬二钱　黑白芝麻各二钱　木芙蓉叶一钱　香椿树叶一钱

**释：** 此丙寅年霜降前五日方也。中运水盛之年，客气太阳之令，患热病者，宜得平气，奈主气之阳明并入月建之戌土，又兼天气过于干熯①，故胎火感之而欲动也。方用滋润大肠宜矣。又兼用血余、芙蓉叶者，太阳之标热合于心经也。

**包女**十八，初起似疟，胸膈胀满，寒热往来，呕逆不食。十余日后纯热无汗，干哕，热厥，昏不知人，医用柴胡汤、龙胆泻肝汤、黄连橘皮竹茹汤及一切寒凉峻下之药俱不效。脉数大离经。

**案：** 道山祝子曰：此证邪气炽盛，而真阴不足以御之。盖阳明之燥火灼于肝肺二经，肝气燥则火势愈炽，肺气燥则津液枯竭矣。此时非急滋津液，不能救标热之剧也。

牛蒡子二钱　朱砂一钱　防己钱二　金沸草一钱　白僵蚕一钱广三七五分　新会皮一钱　飞面八分　金银藤三钱　百草霜一钱大青叶二钱　橘叶一钱　甘菊蕊叶二两

捣汁和服。

---

① 熯（hàn 汉）：干燥，干枯。

**释：**此丙寅年霜降日方也。病起于客气之太阳，奈医不知时，未能清解，致太阳之标热合于主气之阳明，遂成燥热，燥热不已，蔓延肝肺，以致津液枯竭。此时急救津液，只得随其势而利导之耳。然太阳实为致病之由，故仍用锅墨以治太阳之寒，用防己以治太阳之水。又用朱砂、飞面者，太阳之标热合于心经也。用僵蚕、三七者，厥阴风木通主在泉之气，而此疾复多厥阴之见证也。

又换方。

**案：**台山何子曰：今乃邪气未清之故，当以清散太阳之里热为要。

旱莲草三钱　赤茯苓钱二　通草六分　郁金二钱　襄荷根钱二　薏苡根一钱　桔梗二钱　砂仁一钱　地骨皮二钱　贝母二钱　陈皮一钱　楂肉一钱五分　白芍一钱

**释：**此霜降后十日方也。用旱莲、赤苓、通草、襄荷以清小肠、膀胱之热固已，更兼以清理肺胃之味者，病机在于燥金，燥金顺，而后湿金乃得复生水之度也。

**周姓**二十二，从春间患湿癣，遍身瘙痒，初秋患疟，医用散剂数帖未效，改用补剂，变为呕逆恶心，痰结胸膈，不思饮食。脉象迟濡。

**案：**灵山王子曰：此由中运水强，前令司天之气未达，故木气郁于土中，而戊己二土不相和而相忤也。

麦芽三钱　桃仁钱半，去皮　石菖蒲钱半　五加皮二钱　香附三钱　花椒一钱　砂仁钱半　紫花地丁钱半　防风钱半　木香钱半，面煨　白芥子二钱

**释：**此秋分后八日方也。客气太阳主事，寒水之气与中运相比，故在泉之阴木飘泊无依，木浸于水而不能疏土，此己土

之所以湿也。司天之少阳未达，阳木郁于戊土之中，又逢阳明主气之时，此戊土之所以燥也。湿郁成痰，又为燥火所煎，沉痼坚结，实难开解，方内利气行痰，人所共晓，惟用辛散以行水，用酸温以达木，非明于运气者不能。

又换方。

砂仁二钱　吴茱萸六分，泡　石菖蒲钱二　附子一钱，制　葛根钱半　破故纸八分，盐水炒　韭子八分　香附二钱　胡桃肉二钱，杵　马勃一钱　鹤虱八分

释：此寒露前一日方也。水土之病，木为枢纽，故用韭子、故纸以扶阳木，用吴萸、胡桃以温阴木。然究其致病之由，其过在水而不在土。盖水齐土化之年，土之湿实由水之泛，使专用扶木克土之法，恐土愈弱而愈不能垣水，故用扶木益火之法，以生土而疏土，而更清理阳明，借其输转之力，以升清而降浊，中权扼要，最为得力，后则迎刃而解矣。

又换方。

香草二钱　转轮木一钱　白僵蚕钱半　砂仁钱半　椒红八分，炒　代赭石钱半　白茯苓二钱　石斛三钱　厚朴一钱，姜汁炒　石菖蒲钱半

释：此寒露后六日方也。前二方俱以扶木益火为主，以利气行痰为辅。而此方直以醒脾为主者，盖客气属于太阳，扶土制水，所以抑中运之太过也。然扶土之中，未尝不兼达木之意，如僵蚕、赭石者是也。

又换方。

郁金一钱　韭菜汁一钱　僵蚕钱半　山慈菇钱二　橘皮钱二　茜草根八分　红曲钱二　白蔻仁一钱　鹤虱八分　当归钱二　藿香一钱　芸香一钱

**释：**此霜降前七日方也。阳明为月建之主气，而又为病标之所在，故于病源将澈之时，重理阳明，使转输复其故度，则胃口开而饮食可进矣。合观四方，先本后标，不急急于近功小效，乃能开痼癖而起沉疴。可知临大证如临大敌，必先自整齐步伍，弥缝周密，而后不为敌所乘也。

**茅姓**二十五，从童时伤力吐血，医治未得全愈，每逢举发则干咳，腰疼筋骨疼，面赤身热。脉象虚大。

**案：**台山何子曰：此阳衰而真水不能生木也。

肉苁蓉一钱　黑豆皮二钱　甘草一钱　钩藤二钱　女贞子三钱　水红子一钱　红曲钱半，炒黑　当归一钱　黑山栀一钱　韭菜根一钱

**释：**此丙寅年大雪日方也。中运水强之岁，又值寒水主令之月，宜乎水弱者可以无恙。岂知水为阴邪，非真阳充实者不足以御之，真阳不充，则水气愈寒，而乏煦妪①滋生之趣矣。方用滋水培阳之味，使厥阴在泉之气得所滋养，而木自畅茂也。

又换方。

桔梗三钱　丹皮钱半　白僵蚕一钱　甜杏仁二钱半　丹参钱半　鳖甲三钱，酒炙　焦楂肉二钱　石决明钱半　东丹一钱　青黛八分　小蓟根钱二　忍冬藤二钱

**释：**此冬至前五日方也。此则厥阴风木之味为多。前方用肉苁蓉，此方用焦楂，同一潜阳之意也。大凡外象虚热之症，总要引火归源，上抑之而下摄之，则用力少而成功多矣。吾师诸徒用药之法，何尝不从古方中脱化而出，但适乎时宜，称乎病势，周密圆到，为足贵耳。

**赵姓**二十七，素有项强之疾，偶感风寒则恶寒、项肿，屡治

---

①　煦妪：抚育，温暖滋养。

不痊。

案：药田顾子曰：此风痰滞于上膈之膜也。痰不除，疾何能愈乎？

厚朴一两　石菖蒲五钱　桔梗一两　化橘红一两　丹参一两山慈菇六钱　皮硝五钱　明雄黄五钱　贝母一两　广藿香一两　当归一两　白僵蚕一两　竹茹三两

煎汤，加生姜汁一杯，泛丸。

释：此丙寅年小寒日方也。本年水齐土化，固宜助土以克水，而厥阴在泉之气尚未退令，故方于利气散结之中，仍用明雄、僵蚕以清风木。盖丸为久服之剂，数日后即近大寒，又有次年主气之厥阴与客气之太阴相承而至也。

刘妇三十七，胸腹疼痛则吐泻不止，气闷欲绝。脉象沉结。

案：云图李子曰：此乃金土不清之疾，只以和解为宜。

花粉二钱　陈佛手八分　陈笋衣一钱　楂肉钱半　丹参钱半山慈菇八分　黑山栀钱半　茯神钱半　东丹一钱　陈仓米一钱　伏龙肝一块　甘草八分　陈莱菔菜二钱半

释：此丙寅年冬至后一日方也。是年客运终于太商，太商属阳金，故有金土不清之疾。方用清理金土固已，而扶助火土以制中运之强水，镇靖风木以平客气之厥阴，固亦未尝或疏焉。

又换方。

案：夕山张子曰：气交之分，水气转动，故每为君火之患。盖火不下降，则不能生土而反上逆耳。

寒食面二钱　丹参二钱　东丹一钱　鸡内金一钱　五加皮钱半茯神二钱　郁金一钱　云母粉一钱　忍冬藤二钱，酒炒　甘松一钱

释：此小寒前四日方也。气交之说，经有二义，在运气为三气、四气之交，在人身为天枢之交。证本脾胃之疾，故原案

气交之分，亦主脾胃而言之也。安气交之位，而降君火以生土，用方之大意尽矣。

又换方。

**案：** 云图子曰：火不生土，土不胜湿之疾，非真实证也。然有难于补泻偏重者，宜且用煎剂，相势而治之。即有癥瘕，亦俟另日定丸可也。

藿香二钱　当归钱二　荔枝核一钱　化橘红一钱　橘核一钱　枳壳一钱　石菖蒲一钱　白蒺藜一钱　木通一钱　降香一钱　梁上尘一钱　百草霜一钱　南星八分　陈仓米一钱

**释：** 此小寒后六日方也。节近大寒，将交次年主气之厥阴，客气之太阴，而本年之中运犹未退令，故仍以扶火生土为主。至方中参入荔枝、橘核，何尝不兼治癥瘕哉？

又换方。

**案：** 云图子曰：今再用扶土开郁之剂，待将痊而作丸可也。

广藿香钱半　白云苓钱半　独活一钱　芸香八分　扁豆皮一钱，炒　明雄黄八分　当归钱半　红曲钱半　荔枝核钱半　诸葛菜钱二　川椒六分　猬皮钱半，炙焦　栗子一枚，烧存性

**释：** 此大寒后一日方也。方仍前意，但初气之太阴既交，则醒脾之味较多耳。

又换方。

莪术四钱，猪膜包煨　苍术八钱　于白术八钱　首乌一两　三棱三钱，面煨存性　黄精八钱，炙焦　夜明砂六钱　芸香八钱　焦楂肉一两　陈皮一两　天目笋一两　砂仁一两　郁金五钱

紫菜煎汤泛丸。

**释：** 此大寒后五日方也。此时丙年中运已退，而次年客运少角、主气厥阴、客气太阴俱已交到，故用药多土木二脏之味。

盖次年丁卯，系金兼木化，虽主气天运暂相扶持，究难免于木弱之病，故以培养木气为主。首乌所以滋木之母，苍术所以达木之气，楂肉所以益木之力也。用紫菜作汤泛丸者，不但咸能软坚，抑亦水能生木之意也。至三棱、莪术以去瘀而破癥，白术、黄精以补气而行血，犹其浅而见者耳。按：丙年水齐土化，而下元甲子七赤统运，流年五黄生统运为失气，故土脏之病最多，以前各方扶火培土，确有至理，学者当合运气、元运而通观之也。

# 跋①

　　余从先生游最晚，辛亥初夏，先生薄游②淮海，始赘见③于刊江旅次，亲炙之余，录案成帙，以备研求。盖淮海之方居多，先生尝为予言，淮海地气较江南稍厚，但卑湿而斥卤④，与北方高燥坚实者不同，故用方稍异于常润⑤居家时，而绝殊于北游幽豫者。第丙辰年，余省亲武林，留署一载，还求杂方，寥寥数纸。迄余选方增释，未及卒业，而先生已捐馆舍⑥。故五运之中，太羽最略焉。余不忍金瓯缺角，玉合不方，因取丙寅年同门李、顾诸先达客游淮左依运施治各案，选辑增附，续为水运一册，以成全璧。庶几束皙补诗⑦、香山续书⑧之例云。

　　　　　　　　时崇祯元年岁次戊辰孟春上浣庐江殷宅心跋

---

　　① 跋：原无，据底本版心补。
　　② 薄游：为薄禄而宦游于外。
　　③ 赘见：拿着礼物求见。赘，古代初次拜见尊长所送的礼物。
　　④ 斥卤：盐碱地。
　　⑤ 常润：镇江。
　　⑥ 捐馆舍：死亡的婉辞。
　　⑦ 束皙补诗：束皙，西晋著名学者，《晋书》有传，其《补亡诗》之作现尚存见。
　　⑧ 香山续书：白居易，号香山居士。长庆四年（824）白氏53岁时，其挚友元稹为之编撰《白氏长庆集》。大和二年（828），白氏57岁，自行作《续集》。

# 总书目

I

## 方　　书

医便

卫生编

袖珍方

仁术便览

古方汇精

圣济总录

众妙仙方

李氏医鉴

医方丛话

医方约说

医方便览

乾坤生意

悬袖便方

救急易方

程氏释方

集古良方

摄生总论

摄生秘剖

辨症良方

活人心法（朱权）

卫生家宝方

见心斋药录

寿世简便集

医方大成论

医方考绳愆

鸡峰普济方

饲鹤亭集方

临症经验方

思济堂方书

济世碎金方

揣摩有得集

亟斋急应奇方

乾坤生意秘韫

简易普济良方

内外验方秘传

名方类证医书大全

新编南北经验医方大成

## 临证综合

医级

医悟

丹台玉案

玉机辨症

古今医诗

本草权度

弄丸心法

医林绳墨

医学碎金

医学粹精

医宗备要

医宗宝镜

医宗撮精

医经小学

医垒元戎

证治要义

松厓医径

扁鹊心书

素仙简要

V